好好喝水
——水的健康课

刘烈刚　杨雪锋　主编

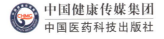
中国健康传媒集团
中国医药科技出版社

内容提要

本书是有关水与健康的大众科普性读物。民以食为天，食以水为先，水是万物之源，更是生命之源，科学饮水是人类健康的必要保证。本书全面地总结了关于水及饮水的相关问题，并给予科学地解答，使大众能够迅速了解关于水的知识及饮水方法，然后能在日常生活中更好地健康饮水。全书内容实用，通俗易懂，适合普通大众和相关健康从业人员阅读使用。

图书在版编目（CIP）数据

好好喝水——水的健康课 / 刘烈刚，杨雪锋主编. —北京：中国医药科技出版社，2019.5

（智慧生活·健康饮食）

ISBN 978-7-5214-0773-0

Ⅰ.①好… Ⅱ.①刘… ②杨… Ⅲ.①饮用水 – 关系 – 健康 Ⅳ.①R123.5

中国版本图书馆CIP数据核字(2019)第023632号

好好喝水——水的健康课

美术编辑　陈君杞

版式设计　大隐设计

出版　中国健康传媒集团｜中国医药科技出版社

地址　北京市海淀区文慧园北路甲 22 号

邮编　100082

电话　发行：010-62227427　邮购：010-62236938

网址　www.cmstp.com

规格　710×1000mm $^1/_{16}$

印张　9 $^1/_2$

字数　93 千字

版次　2019 年 5 月第 1 版

印次　2019 年 5 月第 1 次印刷

印刷　三河市万龙印装有限公司

经销　全国各地新华书店

书号　ISBN 978-7-5214-0773-0

定价　38.00 元

编委会

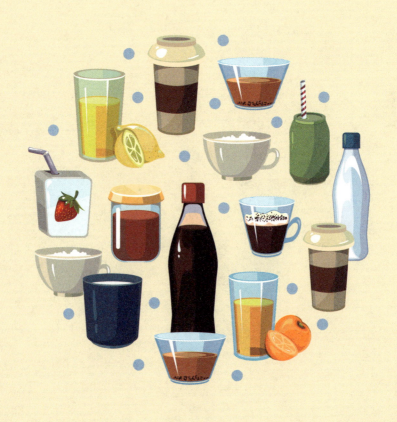

前　言

水给人的印象是简单、平常、易见。水看似简单却透着复杂，越是易见越容易被遗忘。水看似平常却蕴含着深奥和神秘。长期以来，水就是被人遗忘的营养物质。

水是万物之源，更是生命之源。俗话说："三日可无食，一日不可无水""民以食为天，食以水为先"。水不但可以维系人的生命，而且可以提高生命活力和生命质量，即促进人体健康。水不仅是一种基础性的自然资源和战略性的经济资源，同时又是一种非常重要的文化资源。水是生命之源，一是生命物质源泉，二是生命精神源泉。

当前，公众饮水普遍存在的一些问题，如：普遍饮水量不足，没有主动喝水习惯，以饮料代替水等。人体常年脱水是造成慢性病增多、生理功能降低、认知低下的重要原因之一。

20世纪，自来水的普及使人类进入了安全水的时代。21世纪，随着人类生活素质的提高和对健康认识的提高，人类逐渐进入健康水的饮水时代。水千姿百态，多种多样，每个人要根据自己的生理需要、心理需要、饮水习惯和购买能力选择您所需要的水。

本书将本着科学、通俗、客观的原则，阐述了水的基本知识、健康饮水方式、饮水要因人而异、科学饮水、饮水误区等内容，比较全面地使大众了解水的知识，然后能更好地健康饮水。但由于编者的知识和经验有限，书中难免存在疏漏之处，敬请广大读者及专家指正，以利再版时修正。

编者
2019 年 1 月

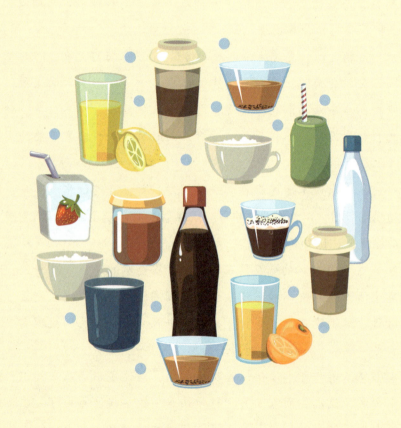

目 录

水的基本知识

怎样健康饮水

不同人群饮水特点

饮用水误区

家庭饮水保障知识

饮品的健康饮用

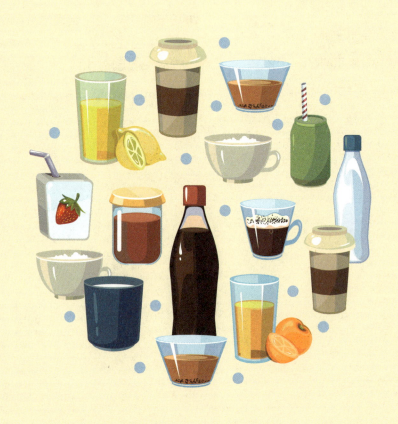

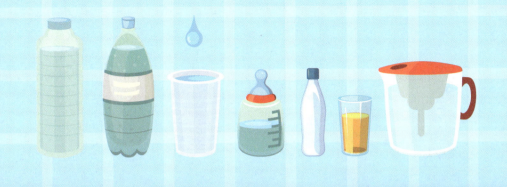

水的基本知识

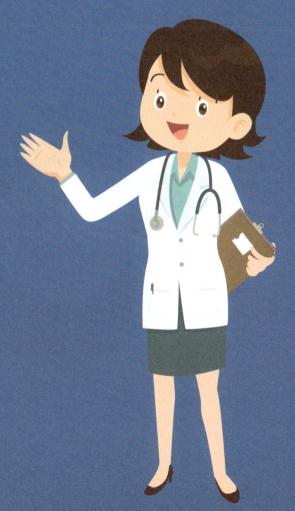

1/

饮用水的种类
有哪些呢

饮用水的种类主要有自来水、矿泉水、纯净水及矿物质水等。

水是健康之本，多喝水可以提高人体代谢力、免疫力、康复力、适应力，促进人体健康和生命活力及生命质量的提高。对于饮用水的选择，只要是符合国家标准的水，大家就可以安全放心地饮用。除了平时生活中饮用充足的水量，还要注重平衡膳食。保证充足饮水的前提下，适量运动，才是健康的根本。饮用水的种类主要有自来水、矿泉水、纯净水及矿物质水等。

不同种类饮用水

名称	定义
自来水	是指水厂将江河、湖泊的淡水经过一系列净水工序（混凝、沉淀、过滤、消毒等），然后由机泵通过输配水管道供给用户的水，是居民饮水的主要来源。
矿泉水	是指从地下深处自然涌出的或经人工揭露的、未受污染的地下矿水；含有一定量的矿物盐、微量元素或二氧化碳气体；在通常情况下，其化学成分、流量、水温等动态在天然被动范围内相对稳定。
纯净水	是将原水经过一定的处理技术，如电渗析法、离子交换、蒸馏法及反渗透技术，净化而得，主要去除了原水中的重金属、有机物、微生物、三氯甲烷和放射性物质等。
矿物质水	是在纯净水的基础上，通过人工添加硫酸镁、氯化钾等人体必需矿物元素的饮用水。

2/

水的生理功能有哪些

①构成组织的重要成分；②调节体温；③参与体内物质代谢和运输养料；④润滑作用。

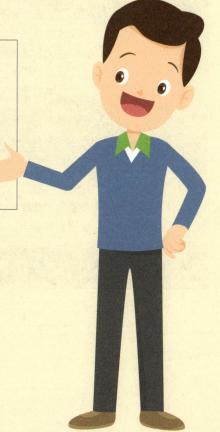

水是人体中含量最多的成分，是维持人体正常生理活动的重要物质之一，水的生理功能是多方面的。

（1）**构成组织的重要成分** 水在维持组织器官一定的形状、硬度和弹性上起重要作用。体内的水除一部分以自由状态存在外，大部分以与蛋白质、黏多糖等相结合的形式存在。因此，体内某些组织含水量虽多（如心脏含水约79%），但仍具有坚实的形状。

（2）**调节体温** 水能维持产热与散热的平衡。1克水在37℃完全蒸发时需要吸收2407焦热量，所以蒸发少量的汗就能散发大量的热。水的流动性大，能随血液迅速均匀分布全身。由于水具有这些特性，故有利于体温的调节。

（3）**参与体内物质代谢和运输养料** 水是生物体内的良好溶剂，很多化合物都能溶解或分散于水中，是摄入人体内各种营养物质的载体，这是体内生化反应得以进行的重要条件，没有水，其他营养物质就像干涸河床上的泥沙，失去了它们的功能。另外，水的介电常数高，有促进体内化合物解离和促进化学反应进行的作用。水还能直接参与体内的水解和水合等反应。此外，溶解与分散于水中的所有物质，可通过血液循环而运输。因此，水具有重要的运输作用。

（4）**润滑作用** 泪液、唾液、关节囊的滑液、胸膜腔和腹膜腔的浆液等对于所在部位生理功能起到润滑作用，如防止眼球干燥有利于眼球转动，保持口腔和咽部湿润有利于吞咽，关节转动及减少组织间的摩擦等。

3/

水在体内
是如何分布

人体内含水量最多的组织为脑脊液、血液，含水量最少的组织为骨骼和牙齿的釉质。

体内各组织含水量并不相同，代谢越活跃的组织含水量越高，稳定而代谢不活跃的组织含水量低。其中含水量最多的组织为脑脊液、血液，含水量最少的组织为骨骼和牙齿的釉质，详见下表。

成人各器官、组织、体液中的含水量

器官或组织名称	含水量（%）	含水量占体重的百分比（%）
脂肪组织	25~30	18
骨	16~46	16
牙釉质	3	—
肝	70	2.3
皮肤	72	7.0
脑髓（白质）	70	2.0（包括脑和脊髓）
脑髓（灰质）	84	2.0（包括脑和脊髓）
肌肉	76	41.6
心脏	79	0.5
结缔组织	60~80	—
肺	79	0.6
肾	82	0.3
血液	83	5.0
红细胞	65	
血浆	92	—
脑脊液	99	—
胆汁	86	
乳汁	89	
尿液	约95	
唾液	99.4	
汗液	99.5	

　　另外，人体内含水量与人的年龄、胖瘦、性别有关。年龄越小，体内水分含量越高；瘦人体内所含脂肪少，水分含量就高，反之，胖人含脂肪多，体内所含水分就低；同龄的女性体内的脂肪比男性多，含水量比男性低。由表可见脂肪组织含水量为25%~30%，而肌肉含水量为76%。因此，肥胖者的含水量较体瘦者或肌肉发达者为少，一般临床粗略估计或计算人体含水量约占体重的60%。

4/

人体摄入和排出水的途径有哪些

人体摄入水的途径有：食物中的水、饮水、有机物在体内氧化产生的水。

人体排出水的途径有：肾脏、皮肤蒸发、呼吸道、胃肠道。

人体摄入水的途径

食物中的水：我们每日通过食物摄取的水约占总摄入量40%。

饮水：通过主动饮水摄入的水量占总摄入量50%。

有机物在体内氧化产生的水：三大营养物质（蛋白质、糖类和脂肪）在体内氧化释放能量的同时，还会生成水，这部分水称为代谢水（又称氧化水）。正常人体内每日氧化有机物所产生的水约为300毫升，约占总摄入量10%。

人体排出水的途径

肾脏：体内的水主要以尿的形式被排出体外，正常成人每日排尿量约为1500毫升。

皮肤蒸发：成人经皮肤蒸发的水每日约为500毫升。

呼吸道：经呼吸道排出的水约为400毫升。

胃肠道：在正常情况下经肠道随粪便排出的水不多，约为100毫升。在腹泻、呕吐时，经肠道会丢失大量的水。

一般来说，喝进去的水和排出来的水基本相等，处于一种动态平衡。但是，体内活动增加和环境温度变化会改变水的排出量和排出途径。例如，在剧烈运动或处于热环境中，人体内水分丢失将会明显增多。运动前没有充分地饮水，运动中又不注意补水，就会造成脱水，脱水的程度也会随着运动时间的延长而加重。因此人体对水的需要量应该根据人的体重、环境状况、食物种类、活动量的大小来定。

5/

饮用水需要标识"营养标签"吗

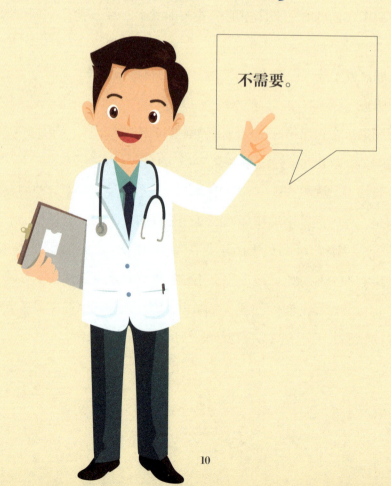

不需要。

一般来说，食品营养标签包括营养成分（营养信息）、营养声称和健康声明三大部分。只标明营养成分的为一般性食品标签，而食品营养标签必须标明营养成分的含量及其占日摄入量的百分比，也就是营养信息。包装饮用水是指饮用纯净水、饮用天然矿泉水和其他饮用水，这类饮用水主要是为人体提供水分，基本不会提供营养素，故而豁免强制标示营养标签，所以饮用水不需要标识营养标签。

但是，包装饮用水需用标签标识。《食品安全国家标准包装饮用水》（GB19298-2014）对包装饮用水的标签标识有了重新规范，自 2016 年 1 月 1 日起实施。因此，2016 年 1 月 1 日以后生产的包装饮用水的标签标识应当符合《食品安全国家标准包装饮用水》要求。

6/

自来水里的氯
有问题吗

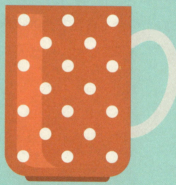

对于**游离氯**，只要煮水煮沸就基本上可以被除去了；对于少量其他氯化物，世界卫生组织认为其带来的健康风险远小于不杀菌的风险。

自来水里的氯主要来自水厂对水进行杀菌消毒的过程中使用氯气或者二氧化氯等氯制剂，在水中形成的次氯酸和游离氯。大家在水龙头接水的时候，会闻到类似"漂白粉的味道"，就是自来水里的"余氯"。

　　事实上，"余氯"的存在是很有必要的。因为它可以保证水从出水厂经过配水管道到达人们家里的时候，还能保持清洁卫生。有实验推算出的对人体无害的"余氯"浓度大约是每升 5 毫克，这远远高于国家标准对"余氯"的控制水平。对于游离氯，只要煮水煮沸就基本上可以被除去了；对于少量其他氯化物，世界卫生组织认为其带来的健康风险远小于不杀菌的风险，况且加氯消毒能够确保饮水的安全性，减少突发公共事件的发生。

　　由于自来水存在二次污染带来的不安全因素，因此日常饮用自来水应注意几点：①长时间未使用自来水，先打开水龙头，让水流 2~3 分钟，然后再接新鲜的水作为饮用水，放出来的水可用于清洁卫生等。②把自来水管流出的水放入盛水容器（最好是陶瓷罐）中静置 1~2 小时自然净化和澄清后再烧开饮用。③煮自来水的时间不宜过长。水快烧开时应把壶盖打开 2～3 分钟，让挥发性有害物质挥发后再盖上盖，把水烧开。④有条件的家庭可安装家庭净水器，把自来水中存在的有害物质去除，但要注意再经过净化过程应保持自来水中的有益物质。

7/

水里的矿物质
对健康有好处吗

水中的矿物质是人体的保护
元素。

水中的矿物质呈离子态，容易被人体吸收，而且比食物中的矿物质吸收快。通过同位素测定，水中矿物质进入人体 20 分钟后，就可以分布到身体的各个部位。水里常见的矿物质有钙、镁、钠、钾的碳酸盐、偏硅酸盐等，还有一些其他元素，如铁、锌、锰、钼、钒、钴等。

水中的矿物质是人体的保护元素。我们强调水中的矿物质，首先应强调钙、镁离子，因为它们被医学家称为人体的保护元素，能抵抗其他有害元素的侵袭。水中的矿物质不但具有营养功能，而且水中的钙、镁等离子对保持水的正常构架、晶体结构起了很大的作用，水的结构变化必然会带来水的性质和功能的变化。另外，水中的矿物质还参与机体内酶的构成及相应功效，从而对人体的物质代谢、信息代谢、能量代谢和生命传递等带来影响，维持人体体内电解质平衡。

此外，纯净水属于低渗水，容易造成人的体液及每个细胞的内外渗透压失调。国外医学实验报道，没有矿物质的水容易造成体内营养物质流失，而且不利于营养物质的吸收和新陈代谢。

研究表明，水中的矿物质应可满足人体每日所需矿物质的 10% ~ 30%。日常生活中，我们获得这些矿物质主要是通过饮食，但如果想要通过喝矿泉水来补充这些矿物质是不可行的。当然如果本身不缺少，喝水也不会导致摄入过量。

8/

如何区分
软水和硬水

软水是指硬度低于 8 度的水，硬水是指硬度高于 8 度的水。

水的总硬度指水中钙、镁离子的总浓度，其中包括碳酸盐硬度和非碳酸盐硬度。根据硬度的不同，将水分为软水和硬水。软水是指硬度低于 8 度的水，硬水是指硬度高于 8 度的水。水中钙、镁等矿物质的含量越大，水的硬度越大。通常我国北方地区水的硬度比较

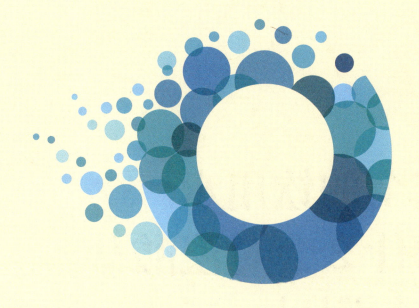

高，水中含钙、镁离子浓度较高，尤其是地下水硬度会更高，烧开后会漂浮一些白色物质，这些少量的钙、镁物质对人体的危害很小，基本没有。

根据氯化钠的含量不同，水又可以分为淡水和咸水。淡水是指含氯化钠量小于 500 毫克 / 升的水；咸水指溶解有较多氯化钠（通常同时还有其他盐类物质）的水。健康的自来水应该具有以下特点：不含任何对人体（或生命）有毒、有害及有异味的物质；容易被人体（或生命）吸收的水；硬度适度，介于 30 ~ 200 毫克 / 升之间；人体（或生命）所需矿物质适中。

9/

安全的饮用水
为什么会对溴酸盐
进行限量

溴酸盐在国际上被定为 2B 级的
潜在致癌物，因此我国饮用水相
关规定中，均对其进行了严格的
规定。

我国大约有 10% 的矿泉水含有溴化物。而溴化物在高含量的臭氧作用下容易被氧化为溴酸盐，有时也可以在次氯酸溶液中形成溴酸盐。饮用水行业厂家在对各种水进行臭氧杀菌的过程中，不可避免的会产生一种毒副产物，就是溴酸盐。溴酸盐在国际上被定为 2B 级的潜在致癌物，因此我国饮用水相关规定中，均对其进行了严格的规定，见下表。

我国饮用水关于溴酸盐的规定

时间	颁布标准	溴酸盐规定
2006年10月	《生活饮用水卫生标准》	饮用水中溴酸盐浓度不允许超过10微克每升
2008年9月	《瓶（桶）装饮用水卫生标准》	增加对其中溴酸盐的限制，不允许超过10微克每升
2008年12月	《饮用天然矿泉水》	溴酸盐浓度必须小于0.01毫克每升

　　饮水是最大、最重要的民生问题，关系到每个人的健康和生命安全及社会稳定。饮水安全是全世界各国共同关注的重点、焦点和热点，所以国家在制定饮用水卫生标准时，更应该对这种潜在危害人体的物质进行严格限制，以保证大家用水安全。

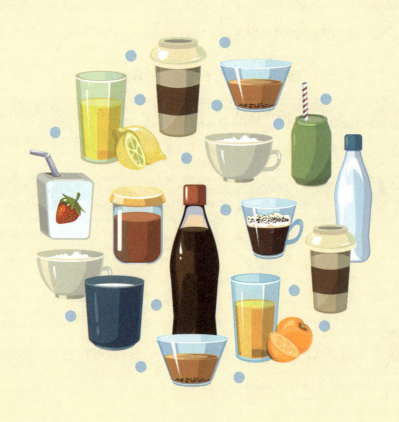

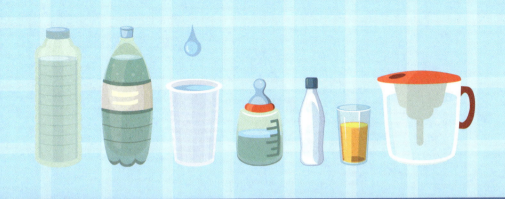

怎样健康饮水

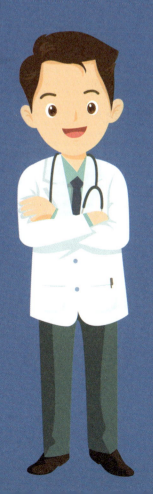

10/

喝什么水
最健康

成人每天应该喝 7~8 杯水，提倡喝白开水，不喝或少喝含糖饮料。

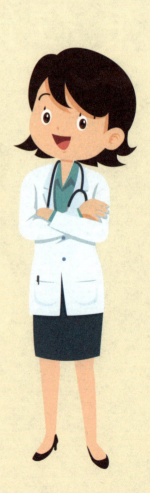

《中国居民膳食指南2016》指出，成人每天应该喝7~8杯水，提倡喝白开水，不喝或少喝含糖饮料。

人体补充水分的最好方式是饮用白开水。白开水廉价易得，安全卫生，不增加能量，不会担心摄入糖过量带来的风险。饮水时间应分配在一天中的任何时刻，少量多次。早晨起床后可空腹喝一杯水，因睡眠时的隐性出汗和尿液分泌造成体内水分损失，使得血液黏稠度增加，饮用水可降低血液黏稠度，增加循环血容量。

饮茶在我国具有悠久的历史。茶叶中含有多种对人体有益的化学成分，例如茶多酚、咖啡碱、茶多糖等，经常适量饮茶有助于预防心脑血管疾病,可降低某些肿瘤的发生风险。但是不宜长期大量饮用浓茶，茶叶中的鞣酸会阻碍铁等营养素的吸收。另外茶中的咖啡碱有兴奋神经的作用，一般睡前不应饮浓茶。

含糖饮料不是生命必需食品，多饮易改变口味和食物选择方式，并产生"依赖"。并且过多摄入含糖饮料可增加龋齿、肥胖和糖尿病的发病风险，因此不推荐经常饮用含糖饮料。

11/

每天究竟喝多少水合适

男性摄入水的总量为 3 升，饮水量为 1.7 升；女性摄入水的总量为 2.7 升，饮水量为 1.5 升。

根据《中国居民膳食参考摄入量》，在没有大量出汗，并且环境湿度也基本适宜的情况下，成年人每日水的总摄入量（包括饮水量和食物中的水）和饮水量根据性别不同分为：男性摄入水的总量为 3 升，饮水量为 1.7 升；女性摄入水的总量为 2.7 升，饮水量为 1.5 升。

喝水不像吃饭一样有严格的时间表，但应遵循"主动喝水、不要等口渴了再喝水"的原则，每天早、晚一杯水是必不可少的。下面为喝水时间表，仅供参考。

喝水时间表

时间	喝水量与作用
AM 6：30	对爱睡懒觉的人来说，这时间还没有起床，但可根据自己的起床时间做出调整。睡一个晚上后，水分蒸发、排汗后身体已经缺水，起床后随即喝350毫升的水，可帮助身体排出毒素
AM 8：30	早晨起床到办公室这段时间，时间往往很紧凑，无形中身体会出现脱水，因此到办公室后，先倒一杯至少200毫升的水，分几次慢慢饮下
AM 11：00	工作一段时间后，别忘记给自己再倒一杯200毫升的水，分几次慢慢饮下，以补充流失的水分，缓解紧张的工作节奏
AM 12：30	离用完午餐已经过了半个小时，此时喝水不宜多，几口即可，可以帮助消化食物
PM 15：00	可以喝少量的淡茶水或者淡咖啡提提神，也可以喝一杯200毫升的水，补充身体所需的水分
PM 17：30	就要下班了，在离开办公室之前，可再喝一杯200毫升的水，以增加饱足感，这样回家吃晚饭自然不会暴饮暴食
PM 22：00	睡前半小时至一小时，再喝一杯200～300毫升的水或者牛奶，让自己尽快进入梦乡，做个好梦

12/

水喝得越多越好吗

科学饮水主要是喝水要适量，也不能过多。

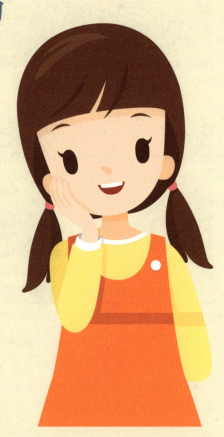

人体中约有 70% 是水，不同年龄、不同性别的人构成比例也不太相同。从某种意义上讲，人是地球的缩影，人体内的水占体重的比例约为三分之二，正好和地球上的水与陆地之比相似。那么，既然水在人体的比例那么大，我们饮用的水越多越好吗？

其实不是，虽然总是提倡大家多喝水，保证每日有足够的饮水量，但喝水也绝不是越多越好。科学饮水主要是喝水要适量，也不能过多。尤其是患肺源性心脏病、肾病的人喝水量更要注意控制。长期饮水过多，会导致肾脏超负荷工作，易出现肾功能受损。

当水摄入量超过肾脏排出能力时，可引起体内水过多或引起水中毒。这种情况多见于疾病，正常人极少见水中毒。为什么会引起水中毒？在炎热的夏季，出汗多，水分大量流失，如果饮水不够，体内热量散发困难，就会出现中暑、口渴、虚脱等现象。但如果大量喝水而不补充盐分，水分经胃肠吸收后，通过出汗排出体外，随着出汗又失去一些盐分，导致血液中的盐分进一步减少，吸水能力随之降低，一些水分就会很快被吸收到组织细胞内，使细胞水肿，造成水中毒。这时人会觉得头晕、眼花、口渴，严重的还会突然昏倒。炎炎夏日，如果你在一边出汗一边大量饮水时，发现自己有无力、头痛、呕吐等症状，就要警惕"水中毒"了。因此，饮水也不是越多越好。

13/

口渴时才需要喝水吗

不是，口渴了才喝水是一种被动的饮水习惯，可以说是一种不良习惯。

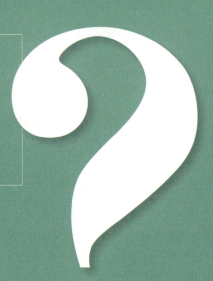

口渴是人体缺水的一种信号，一种病症信号。但应注意，口渴只是表示认同脱水的一种病症，但不是唯一症状，当感到口渴时再补水已经晚了。因此，口渴了才喝水是一种被动的饮水习惯，可以说是一种不良习惯。还有一些人即使渴了也不喝水，而是忍着，这样容易造成人体处于长期脱水状态。

造成口渴的因素有细胞外液渗透压升高和血液体积减小（如失血）两种。体液内盐类浓度增加使渗透压升高时，刺激渗透压引发中枢神经兴奋，激起渴觉，即渗透压渴觉。如失血太多致使血液体积明显减小时，则血压下降，此时血液流经肾脏，刺激肾脏释放肾素，此肾素使血液中的血管收缩素原转变为血管收缩素–I，依次再经转换酶的作用而转变为血管收缩素–II，此血管收缩素会刺激下丘脑的渴觉中枢，引发饮水行为。

生理学家认为，只有大脑中枢发出需要补充水的信号时，才会有口渴的感觉，于是才想喝水，这是不科学的。因为当人感到口渴时，体内的水分已经散失2%～5%，此时可能出现心烦和少尿等身体不适。当体内水分丧失5%～7%，会出现皮肤起皱、幻觉、狂躁，甚至发生轻度昏迷，超过20%则会有生命危险。如果非要到口渴时才去喝水，就犹如土地龟裂时才给庄稼浇水一样，为时已晚。所以，我们平时应该养成良好的饮水习惯，经常主动饮水，少量多饮，让人体水分常处在良性状态。

14/

晚上睡前
喝水需要注意什么

在睡前 1~2 小时内饮用水，每次约 200 毫升，缓慢饮用。

当人在熟睡时，由于隐性失水（呼吸、出汗）等原因，身体内的水分会丢失，造成血液中的水分减少，血液的黏稠度增高，这样就容易在凌晨发生心绞痛和心肌梗死,造成熟睡中猝死。若在睡前喝适量水，可缓解机体的脱水状态，维持血液黏稠度的稳定，预防熟睡时疾病的发生。因此，医生们经常提醒大家"睡前务必要饮水"，特别是患有心血管疾病的人更要坚持如此。但有些人会觉得睡前饮水会引起夜间起床，很麻烦，就不饮水，其实这样做不利于健康。除此之外，在睡前1小时慢饮1杯水，有催眠功效。

晚上睡前需要喝一杯水，怎么喝得更科学呢？首先不建议大家临睡前再喝水，不要一次性喝过多的水，也不要喝得太快，这样会影响睡眠质量。其次最好在睡前1~2小时内饮用水，每次约200毫升。对于老年人，睡前喝水就显得更为重要，要养成睡前喝水的习惯，在半夜睡醒或口渴时要适当地补充一些水分。

15/

体育运动后
该怎么补水呢

尽量保持饮水速度平缓的情况下，间歇式地分多次饮用，每隔 30 分钟补水 150~250 毫升最好。

体育运动的目的是使体力、技术（敏捷性、灵巧性、适应性）有长足发展。水是生命之源，也是一切体育运动的最重要物质基础，科学饮水对于提高运动能力、消除疲劳具有重要意义。体育运动时，人体的水代谢、物质代谢和能量代谢均具有强度大、消耗率高和持有不同程度缺氧等特点。

当运动后口渴时，有的人会暴饮水或其他饮料，但这样会加重胃肠负担，使胃液被稀释，既降低胃液的杀菌作用，又妨碍对食物的消化。而喝水速度太快也会使血容量增加过快，突然加重心脏的负担，引起体内钾、钠等电解质发生紊乱，甚至出现心力衰竭、胸闷腹胀等，故运动结束后不可过量过快饮水，更不能喝冷饮，否则会影响体温的散发，引起感冒、腹痛或其他疾病。另外，剧烈运动后，人体为保持体温的恒定，会使皮肤表面血管扩张，毛孔开大，排汗增多，此时不能洗冷水浴，因为这样会突然刺激血管使其立即收缩，血循环阻力加大，心脏负担加重，同时机体抵抗力也会降低，进而人就容易生病。

因此，剧烈运动后，应尽量保持饮水速度平缓的情况下，间歇式地分多次饮用，这样才能让身体有序地、充分地吸收水分。一般来讲，在大量出汗运动中，每隔 30 分钟补水 150～250 毫升·最好。无论是运动前还是运动后，我们都要遵循积极主动和少量多次的饮水原则。

16/

脱水环境应
如何注意补水

养成多喝水、主动喝
水的习惯。

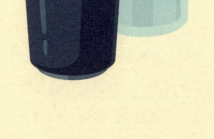

脱水是指由疾病如腹泻、大量出汗及喝水不足等导致人体严重丧失水分和盐分（钠离子等），从而引起细胞内外液体严重减少的现象。

必不可少的浴前一杯水：由于沐浴后毛孔扩大，排汗量增大，人体内水分减少得快，沐浴前喝水可确保沐浴过程中，体内细胞仍然得到充分的水，更能促进新陈代谢，使肌肤柔嫩，防止皮肤干燥、出皱。

在空调环境中比平常更要多喝水：在有空调的环境里，空气的相对湿度比一般环境要低得多。时间长了人很容易脱水，尤其含水量多的脑细胞更易脱水。若脑细胞脱水，在空调环境久了，大脑很容易疲劳，导致思想不集中，记忆力下降，工作效率低。因此，在空调环境下工作的人一定要养成多喝水、主动喝水的习惯。

日光浴前后多饮水：在阳光下，体内及皮肤水分流失较快，因此在进行日光浴时，应及时补充体内和皮肤流失的水分。

喝咖啡应多喝水：咖啡具有利尿作用，喝咖啡所摄入的水，远远低于咖啡利尿作用所排出的水。但由于咖啡的兴奋作用，即使体内缺水也不觉得口渴，这样日复一日，就可能会出现慢性脱水。因此，喝咖啡，一要适量，二要补足因喝咖啡丢失的水分，这样才有利于健康。

长时间乘飞机需补水：一般来讲，飞机在高空飞行时，机舱内的空气干燥，且湿度较小。如果乘坐飞机的时间在两小时以内，失水不会很多，但如果乘坐飞机的时间在两小时以上，尤其是超过六小时，人体失水量较大，此时就应及时补水。

17/

高层楼房的居民需要
关注的"二次供水"
问题

为了有效地防止二次供水的污染，居民应
注意的问题包括：水池（箱）在设计上需
注意的问题，水池（箱）在管理维护方面
需注意的问题，关注相应地方性法规。

近年来，城市化进程飞速发展，高层建筑、多层建筑日益增多，
我国现行的供水体制（低压供水），压力不足，自来水不能直接送到高
层用户，因此大多数的住宅小区采用增设低位贮水池和高位水箱等二

次供水设施来满足居民的用水需要。所谓二次供水，就是供水单位将来自城市公共设施和自建供水设施的供水，经贮存、加压或经深度处理和消毒后，由供水专用管道向用户端供水。这里的二次供水设施包括为保障生活饮用水而设置的高、中、低位蓄水池及附属的管道、阀门、水泵机组、变频、气压罐等设施。

为了有效地防止二次供水的污染，应注意以下几点。

（1）水池（箱）在设计上需注意的问题：生活、消防蓄水池宜采用分建方式；确保水池（箱）壁坚固、光洁，不渗漏，水池（箱）加盖且密封性能好，必要时上锁；二次供水设施周围10米范围内，不能设置渗水厕所、化粪池，水池（箱）周围2米内不得有污水管线及污染物。

（2）水池（箱）在管理维护方面需注意的问题：二次供水设施的管理人员、保洁维修专业人员，必须经预防性健康体检，取得卫生行政部门核发的健康证；二次供水水池（箱）至少半年要清洗清毒一次；定期对水池（箱）水采样并送公司水质化验中心进行水质检验，保证水质的各项指标均能符合国家生活饮用水规定。

（3）关注相应地方性法规：建设部已于1999年1月发布了第67号《城市供水水质管理规定》，其中明确了含城市二次供水水质在内的相关管理规定。该规定赋予了各级城市建设主管部门对违反规定者的处罚权，同时也为城市二次供水实施依法管理提供了依据。

建立健全城市二次供水管理机制，应尽快制定相应的二次供水地方性法规，防患于未然，从根本上杜绝二次供水污染的发生。二次供水是城市供水的一个重要组成部分，解决好城市二次供水中存在的问题，保证正常供水是关系到社会稳定、经济发展和市民安居乐业的大事。

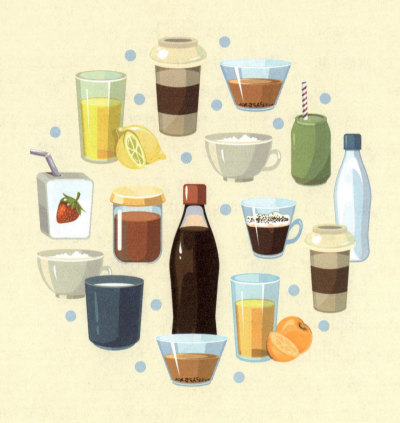

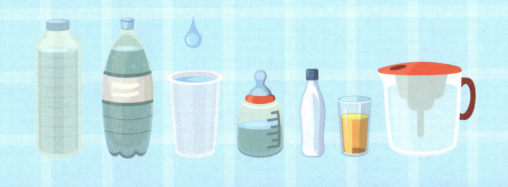

不同人群饮水特点

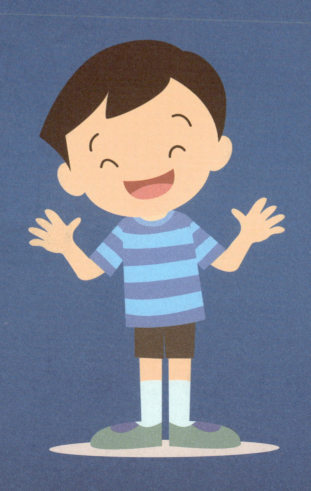

18/

胎儿是怎么"喝"水的

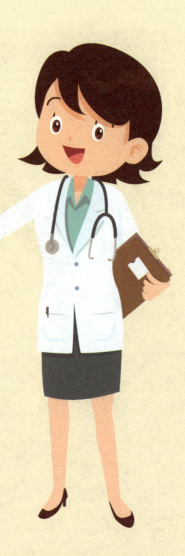

胎儿是通过羊水与母体血浆之间的交换来实现"喝"水的。

胎儿是通过羊水与母体血浆之间的交换来实现"喝"水的。羊水与母体血浆的水交换极为频繁，大概一个半小时羊水要交换50%，一天24小时内约要换八次。

羊水的来源是母体血浆。羊水的生成过程大致是：母体血浆流过胎膜，通过胎膜透析后进入羊膜腔（胎儿位于羊膜腔内），羊膜腔的上皮细胞分泌的部分羊水和胎儿的尿便构成了全部羊水。

羊水的成分包括 80% 的水，还有少量的无机盐类、有机物、激素和脱落的胎儿细胞等。羊水的比重介于 1.007~1.035。羊水中的各种化学物质随着妊娠的进展，也相对地发生变化。妊娠前半期羊水澄清，羊水量相对较少，妊娠后期因羊水内含胎儿脱落的毫毛、皮肤细胞和胎脂等物质，略显混浊，羊水量也较多。

羊水对胎儿的重要性，就像空气、水和营养对我们一样重要。羊水对胎儿的重要性具体表现在：①保护作用。妊娠期间，羊水能缓冲腹部外的压力或冲击，避免胎儿受到直接的损伤。②恒温作用。羊水是恒温剂，能使母体的子宫内温度处于恒温状态，避免因温度波动导致胎儿的肢体发育异常或畸形。③抑菌作用。羊水中还有一些抑菌物质，对于减少胎儿感染有一定的作用。④缓冲作用。分娩过程时，羊水会形成水囊，可缓和子宫颈的扩张。子宫收缩时，羊水还可缓冲子宫对胎儿头部的压迫。⑤润滑作用。胎膜破水后，流出来的羊水对产道有一定的润滑作用，易于胎儿娩出。⑥羊水是胎儿的"健康指示剂"。我们能透过羊水了解胎儿的生长情况、健康状况，如通过检测羊水，可诊断胎儿是否发育正常，是否患某种遗传性疾病、是否出现畸形、胎盘功能是否正常、胎儿的成熟度和母子血型是否相合等。

19/
婴幼儿饮水的科学指导

婴幼儿饮水需注意：①婴幼儿比成人更应要求饮用安全、健康、新鲜的水；②婴幼儿饮水量；③预防婴幼儿饮水过量；④婴幼儿补水时间；⑤饮牛奶注意补水。

（1）婴幼儿比成人更应要求饮用安全、健康、新鲜的水。

（2）婴幼儿饮水量：根据 WHO（1993）的推荐量，5 千克的婴儿每天需要 0.75 升水，10 千克的婴儿每天需 1 升。早产儿和用人工乳喂养的婴儿在 4 周以内对水的需要高于用母乳喂养的婴儿，然后逐渐下降。

与婴儿期相比，幼儿期每天的单位体重水转换率明显降低，但此后的降低速度相对变慢。而水的摄入量与水转换率的降低相关。水平衡的研究数据显示，出生后第 1 个月与 6~12 个月时比较，水的摄入量增加了一倍；而在 2~9 岁期间，水摄入量的增加仅有 5%~10%。

（3）**预防婴幼儿饮水过量**：婴幼儿饮水不足对身体发育不利，同样的，饮水过量对身体也有害处。由于婴幼儿的意识不如成年人，喝水量上比较不容易掌控，容易导致喝水过量。此外，婴幼儿水分的代谢系统功能还没有完善，调节和代偿功能也差，容易出现水代谢障碍，其对身体造成的危害，相对成人有过之而无不及。

（4）**婴幼儿补水时间**：宝宝补水也是要讲究时间的，在以下这几种情况下，需要注意给宝宝及时补水：两顿奶之间；长时间玩耍以后；洗完澡以后；外出时；大哭以后；腹泻之后；感冒、发烧；炎热干燥的季节。

（5）**饮牛奶注意补水**：许多家长认为婴幼儿每天主食主要是含水量很高的母乳或牛奶，所以并不需要补水，这是错误的观点。牛奶是一种富含蛋白质、脂肪、乳糖、钙、磷、维生素 A 和核黄素等多种营养的高级饮品，也是人工喂养婴儿的较理想哺乳食品。但是，婴儿长期食用牛奶易使体内水缺乏。另外，牛奶中含有多量的钙、磷和钠等矿物质，其中钠的含量约为人乳的 2 倍，肾脏排出钠时也要带走体内一些水分。

20/
如何预防
婴幼儿缺水

通过以下几点观察，便可察觉宝宝是否缺水或者脱水：①观察宝宝的尿液颜色和小便次数；②观察宝宝的皮肤、嘴唇是否干燥；③观察宝宝的泪水；④观察头部软骨。

婴幼儿是生长和新陈代谢最快、最旺盛的阶段，婴幼儿期生长发育的好坏影响其一生的健康。婴幼儿身体中水分占体重75%以上，是人生中含水量最高时期。按每日单位体重饮水量计算，也是人生中饮水量最多阶段，所以科学饮水一定要从婴幼儿抓起。

婴儿身体缺水有诸多危害，严重者可危及生命。所以，正确辨认儿童的脱水症状并迅速采取有效的措施是必不可少的。对父母而言，弄清没有语言能力的小宝宝是否严重脱水还真是一件不简单的工作。通常，父母可通过观察以下几点，便可察觉宝宝是否缺水或者脱水。

（1）观察宝宝的尿液颜色和小便次数：如果每天小便次数约为六到八次，小便颜色清淡不浓，即表示宝宝身体不缺乏水分；如果尿液黄浊，小便次数少于六次，表示身体已经缺水了，应及时补充水分。

（2）观察宝宝的皮肤、嘴唇是否干燥：如果皮肤上出现大量皮屑、无光泽、嘴唇干燥，表示身体已经缺少水分了。

（3）观察宝宝的泪水：如果发现宝宝眼睛比平时更加凹陷，哭的时候没有多少泪水或者根本没有泪水流出来，表示身体脱水。

（4）观察头部软骨：如果发现宝宝头部中央软骨凹陷很厉害，表示宝宝严重脱水。

21/

孕妇饮水特点是什么

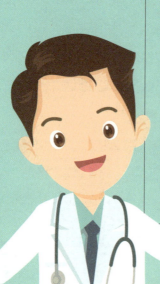

①孕妇要饮用安全、卫生的水；②孕妇要饮用含有天然矿物质的水，不宜长期饮用纯净水及蒸馏水；③孕妇不宜饮用久置的水，孕妇宜少喝饮料；④孕妇，尤其是怀孕后期，喝水量要比一般成人多一倍，要少量多次；⑤孕妇也不宜过量喝水。

从女性想要宝宝的那天起，便与水结下了不解之缘。精子与卵子结合成为一个单细胞后，这个细胞就要不断地分裂到胎儿分娩，分裂的次数总共可达一百亿次。从受精卵到胎儿出生，细胞的每次分裂都离不开充足的水分，否则胎儿的生长发育就会受阻。总之，从受精卵在子宫着床的那一刻起，水便参与了受精卵的生长、发育、分娩等一系列过程。因此，准妈妈必须在喝水上下足功夫后，才能生一个健康、聪明、可爱的宝宝。孕妇饮水应注意以下几点。

（1）孕妇要饮用安全、卫生的水，防止饮用各种二次污染的水。自来水要经过净化并烧开后再饮用，因为自来水存在的消毒副产物对胎儿发育会有影响。

（2）孕妇要饮用含有天然矿物质的水，特别要注意钙和镁的含量，不宜过低或过高，不宜长期饮用纯净水及蒸馏水。

（3）孕妇不宜饮用久置的水，孕妇宜少喝饮料。

（4）孕妇，尤其是怀孕后期，喝水量要比一般成人多一倍，要少量多次。

（5）孕妇也不宜过量喝水，否则会增加身体水处理系统的负担，恶化妊娠水肿状态。特别在妊娠后期易出现妊娠水肿，为避免水肿更加严重，晚上要少喝水，但全天水的摄入量不能减少。此外，针对孕期水肿，除了可以喝有利水消肿作用的冬瓜汤、鲤鱼汤外，还可控制食盐组分的摄取。

22/

青少年饮水特点
是什么

①按需水量与体重之比，青少年饮水比成年人还多；②青少年对于水中有毒物质吸收利用率高于成年人，因此在同样情况下，青少年受水污染要比成年人严重，所以更应该注意饮水卫生和安全；③青少年饮用水中矿物质含量要比成年人相对高。

青少年时期，正处于长身体的阶段，还要学习科学文化知识，体力、脑力负担比学龄前明显加大。青少年的体质水平将直接影响到成年后的健康。而当前青少年在饮水中存在严重的问题，主要表现有以下几点：①喝水量普遍不足，青少年常年存在脱水状况。许多孩子经常放学一进门就"咕嘟咕嘟"灌下一大杯凉开水，这说明孩子处于缺水状态。我们已经知道，人感到口渴，实际是细胞已经出现脱水现象，体内失水已经严重，这样不仅会影响青少年生长和发育，还会影响大脑的反应速度等，影响学习成绩。②没有主动喝水的习惯。③把喝饮料当成饮水。④学校饮水卫生与安全存在不同程度的问题，尤其是很多偏僻农村学校，饮水安全得不到保证。

我国青少年饮水特点：①按需水量与体重之比，青少年饮水比成年人还多。青少年在上学前、课间及运动前后应当养成喝水的习惯。②青少年对于水中有毒物质吸收利用率高于成年人，因此在同样情况下，青少年受水污染要比成年人严重，所以更应该注意饮水卫生和安全。③青少年饮用水中矿物质含量要比成年人相对高。

针对以上特点，青少年日常饮水须知：①保障每天充足的饮水量，要养成主动喝水的习惯，尤其在课间要补水，防止脑细胞缺水。②青少年要喝安全、健康的天然矿泉水或经净化后的自来水，少喝饮料。③建议在学校教育中加入水的知识，尤其是医学院校，水与健康关系的教育对未来的医生不可或缺。

23/

老年人饮水需要注意什么

①老年人一定要记得及时补水，千万不要等到口渴再喝水；②一些情况下要及时主动补水；③饮水最好少量多次，不宜暴饮；④要警惕饮水过度；⑤喝茶有益健康，但老人要有所禁忌，应该讲究"早、少、淡"；⑥中老年人应选择安全、健康的天然水；⑦中老年人不宜长期喝纯净水；⑧早晨一杯水，睡前一杯水不能少。

人体的衰老就是一个丧失水分的过程。随着年龄的增长，细胞内的水分会逐渐减少，如果此时身体缺水，细胞就会自动关闭细胞膜而保存细胞内的水分，但细胞在身体内还要不断地运作，这一过程就需要消耗掉很多水分，再加上体外没有足够的水渗入细胞内加以补充，身体就会如同漏气的气球，渐渐干瘪下去。年龄越大，身体就越"渴"，如不及时补水，人体就会出现缺水危机。

　　因此，老年人平时饮水需要注意以下几个方面：①老年人一定要记得及时补水，千万不要等到口渴再喝水。随着年龄的增加，老年人各种器官的功能逐渐减退，就会出现身体缺水不"口渴"的现象。②要及时主动补水，洗澡前后要注意补水，睡觉前应养成喝水的习惯，在半夜睡醒时也要适当地补一些水，以保证每天饮水量，特别在夏季或在空调的环境下更要注意补水。③饮水最好少量多次，不宜暴饮。④要警惕饮水过度。如果喝水过多，就会使大量低渗液体进入体内，很可能会引起"水中毒"，这对老年人来说后果非常严重，尤其是患有肾病、肺源性心脏病的老年人更要注意。⑤喝茶有益健康，但老人要有所禁忌，应该讲究"早、少、淡"，即早上喝茶好，喝茶要少，茶淡才健康。⑥中老年人应选择安全、健康的天然水。⑦中老年人不宜长期喝纯净水。⑧早晨一杯水，睡前一杯水不能少。

24/

为什么感冒时最常听的就是"多喝水"

> 多喝水可以调节体温。

水与体温的关系非常密切，由于水的比热数值高，每毫升水升高或降低1℃，就需要1卡热值；又由于人体含有大量的水，在代谢过程中，产生的热能被水吸收，体温不会显著升高，人体只要蒸发少量的水，就能散发大量的热，以维持恒定的体温。因此，无论体内产热量增加或减少，都不至于引起体温大的波动，从而使体温维持在37℃左右并保持恒定。

对于伴有发热症状的感冒，身体温度一般都会比正常高，这时候多喝水可以调节体温，主要通过汗液的蒸发或小便的排泄散热，使身体温度有所下降，达到缓解发热症状的目的。

除此之外，感冒时多喝水还可以加速新陈代谢，协助营养物质的运送和废物的排泄，加快身体恢复。因为水的溶解力极强，并有较大的电离能力，可使人体内的水溶物质以溶解状态和电解质离子状态存在；又由于水具有较大的流动性能，在人体消化、吸收、循环、排泄的过程中起到推动作用，进而使人体内新陈代谢顺利进行。所以感冒时多喝水一方面可以协助营养物质的运送，另一方面使尿量增加，毒素排出。

25/

便秘患者应多喝水

> 若要排便畅通，就要使肠腔内有充足的能使大便软化的水分。

　　随着生活节奏的加快，便秘的发病率越来越高，而且患者由老年人逐渐转向中青年人，尤以年轻女性最为多见。专家表示，这与现代生活有很大关系，如生活不规律、工作压力过大、饮食过于精细、饮水量过少等。可以说，引发便秘有多种因素，但其中最根本的原因就是水和纤维摄入不足。若要排便畅通，就要使肠腔内有充足的能使大便软化的水分。便秘严重的人，只要每天在原来饮水量的基础上再多喝1000～1500毫升的水，大多数人在短期内就会有明显的效果，二十多天就可以解除便秘的困扰。用药物治疗便秘效果再好也只能治标，一旦停药就会反弹。只有多饮水、饮好水才能治本。

　　此外，喝水应该讲究技巧，早晨起床后，最好空腹喝一杯温水。因为人体在早晨会有结肠黎明反射，是一天中最容易排便的时间。此时大量饮水，可明显加强大肠蠕动，促进大便排出。

26/

肥胖者应多喝水

肥胖者多喝水可以说是减肥的
一大诀窍。

如今，减肥是众多女性朋友最重要的"事业"，更是肥胖者最为关注的话题。所以，在市场上减肥的广告铺天盖地，减肥的药物琳琅满目；减肥的方法也是五花八门，其实减肥最便宜、实惠的药就是水，简单的方法就是多喝水。

美国一位专门研究肥胖病的专家指出：如果不喝足水，许多人更会变得过度肥胖、肌肉弹性减退、各种脏器功能下降、体内毒素增加、关节和肌肉疼痛，甚至还会导致"水潴留"等情况出现。肥胖者多喝水可以说是减肥的一大诀窍，水通过小肠，除大部分被吸收外，剩余部分进入大肠分成两路，一部分被肠壁继续吸收进入血液，另一部分成了粪便的稀释剂，保证排便顺利，有效地防止便秘。所以，肥胖者更应该多喝水。

27/

腹泻患者应多喝水

一旦出现腹泻，人体就会立即进入缺水状态，除用药物医治外，必须及时补水。

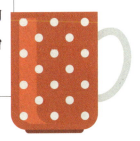

很多腹泻患者误认为多喝水会使大便更稀。其实，引起腹泻的主要原因是肠黏膜遭到破坏，对水分的吸收功能减弱，或是因为肠内外渗透压发生改变，而导致液体流入消化道，迫使胃肠蠕动加快，致使消化道内食物残渣含水过高，进而发生腹泻，并不是水喝多了的缘故。

一旦出现腹泻，人体就会立即进入缺水状态，连续几次腹泻，再好的身体也抵抗不住。缓解腹泻，除用药物医治外，必须及时补水，改变体内缺水状态，必要时要静脉滴注生理盐水。

28/

关节疼痛的人
应多喝水

> 关节疼痛也是缺水的表现，一
> 旦感觉到关节疼痛，就应该多
> 喝水。

人体所有骨骼的末端都有一个叫作软骨的保护层，与骨骼相比要软一些，含水量也多，软骨中的水分具有润滑作用，可以使相邻的骨骼末端相互滑动。如果软骨中的含水量减少，润滑作用也就降低，死亡的软骨细胞就会增多，当死亡的软骨细胞总量超过新生细胞的总量时，就会产生关节痛。可见，关节疼痛也是缺水的表现。一旦感觉到关节疼痛，就应该多喝水，以保持关节内的正常含水量，提高关节内水调节的效率。

29/

长期卧床患者应多喝水

长期卧床的患者在病情允许的情况下，应该多喝水，以增加尿量，从而排出体内的废物。

　　有些长期卧床的患者为了不给家人增添麻烦，尽量减少饮水量，以便达到减少小便次数的目的。这样做，虽然使小便次数减少了，但久而久之，会增加尿路结石的发生率。尿路结石与久卧在床、饮水量少有很大关系。当患者长期卧床时，尿流不如站立时畅通，而从尿中排出的废物也会减少。如果饮水太少，尿液随之减少，废物的浓度随之就会增高，从而容易形成微小结石。尿流不畅还容易诱发尿路感染，尿液中的细菌也可促使结石形成。另外，长期卧床，饮水量少，肠蠕动慢，也是便秘的诱因之一。专家建议，长期卧床的患者在病情允许的情况下，应该多喝水，以增加尿量，从而排出体内的废物。

30/

患有动脉硬化的人
应多喝水

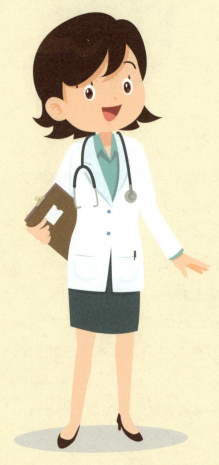

多喝水可以使血液中的
胆固醇和中性脂肪顺利
分解。

当血液循环不佳、血液变浓稠
时，红细胞就会黏在一起，这样会产
生涡流，使血液循环更不好，最后会
伤害血管，因此，需要摄取充足的水
分。当血液中的胆固醇和中性脂肪偏
高时，就容易发生动脉硬化。多喝水
可以使血液中的胆固醇和中性脂肪顺
利分解。此时喝含有丰富钙和镁的水
效果最理想，尤其是镁，发挥着十分
重要的作用。

31/

患有泌尿系统疾病的人应多喝水

患有泌尿系统炎症者应每天大量饮水，排尿量保证在 2500 毫升以上，这样对消炎大有好处。

人体的肾脏、输尿管、膀胱和尿道受到细菌感染而发炎，分为"急性膀胱炎"和"急性肾盂肾炎"。前者为尿道膀胱发炎，表现为下腹部疼痛；后者是炎症已上行到输尿管和肾脏，主要症状为腰部疼痛。患有泌尿系统炎症者应每天大量饮水，排尿量保证在 2500 毫升以上，这样对消炎大有好处。

32/

患有肝病的人应多喝水

水可以促进新陈代谢，加速代谢废物的排泄。

患有肝病的人，新陈代谢功能就会衰退，有害物质的排泄也会降低。水可以促进新陈代谢，加速代谢废物的排泄。若想预防肝病，平时就要养成科学喝水的习惯。由于罹患肝病的人，全身的细胞会失去活性，因此，为了抑制肝病的恶化，可以摄取冰川矿泉水，对缓解肝病十分有效。

33/

胃溃疡患者在服药时应控制喝水量

某些治疗性溃疡的药物，因其特殊的起效方式，服药时不仅不能多喝水，甚至是不喝水，否则会降低药效，失去其治疗作用。

某些治疗性溃疡的药物，如硫糖铝、氢氧化铝凝胶等，因其特殊的起效方式，服药时不仅不能多喝水，甚至是不喝水，否则会降低药效，失去其治疗作用。医师表示，这类药物多被制成混悬剂，进入胃中会变成无数不溶解的细小颗粒，像粉末一样盖在受损的胃黏膜上，这样胃黏膜才能免于胃酸侵蚀，慢慢长出新的组织把溃疡面填平，恢复其原有功能。如果服用这类药物，喝很多水会稀释药物，使覆盖在受损胃黏膜的药物颗粒减少，保护膜变薄，失去治疗作用。

建议服用治疗胃溃疡的药物时，只需用水把药片送服进去即可，不能再多喝水。有的胃药甚至只需直接嚼碎吞服，无须喝水，如果想喝水，应在服药半小时后，等保护膜稳定或达到药物作用时间，再适量喝水。

34/

高血压患者
切忌喝盐水

患有高血压的人晨起喝淡盐水不但没有一点好处，
反而还会加重病情，危害健康。

目前，很多人都认为，晨起喝淡盐水有利身体健康。于是，有的
高血压患者在起床后，也有喝杯淡盐水的习惯。专家指出，这种做法
是不科学的。患有高血压的人晨起喝淡盐水不但没有一点好处，反而
还会加重病情，危害健康。医学研究认为，人在整夜睡眠中未饮滴水，
然而呼吸、排汗、泌尿却仍在进行中，这些生理活动都要消耗体内许
多水分。早晨起床时，血液已呈浓缩状态，如果此时喝一定量的健康水，
可以很快使血液得到稀释，纠正夜间的高渗性缺水。但是，喝淡盐水
则反而会加重高渗性缺水，令人感觉口干舌燥。而且，早晨是人体血
压升高的第一个高峰，喝淡盐水会使血压更高，这对正常人都是有害的，
对原本血压就很高的高血压患者就更加危险。建议高血压患者清晨补
水应选择20℃~25℃的温水，但千万不要喝淡盐水，不论盐量多少都
不能起到保健的效果，只会危害健康。

35/
烧伤患者
不要喝纯净水

不要给烧伤患者喝纯净水，而应该给他们提供适量的含盐饮料。

一般情况下，皮肤大面积烧伤后，体液就会从创面大量外渗，致使血容量下降，水分减少，使患者感觉口渴。患者口渴感越严重，就表示其伤情越重。按照医学理论要求，烧伤后口渴时，不能给患者喝纯净水。其原因在于，烧伤后，体液丢失的同时，体液中的钠盐也会一起丧失。如果此时单纯地给患者喝纯净水，血液就会被稀释，进而导致血液内的氯化钠浓度进一步下降，使细胞外液的渗透压降低，最后引起细胞内水肿，出现脑水肿或肺水肿，也就是"水中毒"，严重时可危及患者生命。所以，这时千万不要给患者喝纯净水，而应该给他们提供适量的含盐饮料。

36/

在硬水区生活的人为什么少患心血管疾病

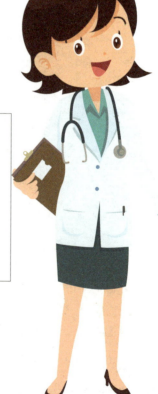

硬水区的水含钙、镁离子的总浓度较高，通过饮水，我们会摄入一定量的钙、镁离子，可以辅助降低血压，减轻心脏负担。

在前面的内容中，我们已经介绍了水的总硬度，水中钙、镁离子的总浓度越高，水的硬度就越大。通常人们认为缺血性心脏病与遗传有直接的关系，而有一些实验表明，人们从饮食中摄入的各种微量元素的影响更为重要。英国和威尔士的调查显示，饮食中钙和镁的摄入量与心脑血管疾病具有负相关关系，特别是钙和镁的比例。

当身体明显缺钙时，就会从多方面影响血压，包括人体小血管的痉挛，许多激素与外周血管的舒缩调控物质的合成与分泌紊乱。这时通过补钙，可以有效缓解此种类型高血压的症状。

镁具有直接扩张外周血管的作用，从而协同降压；镁还可以抑制心肌兴奋，降低心率，有利于心脏的舒张。当我们的身体缺镁的时候，就会引起供应心脏血液和氧气的冠状动脉痉挛和心室颤动，导致心脏骤停而猝死。

从营养的角度看，水也是最好的补充钙和镁的物质，通过饮水，我们会摄入有一定量的钙、镁离子，可以辅助降低血压，减轻心脏负担。每天我们都会通过直接饮用或烹饪食物获得一定量的水分，保证少量钙、镁离子的持续供给，因此在硬水区生活的人更少患心血管疾病。

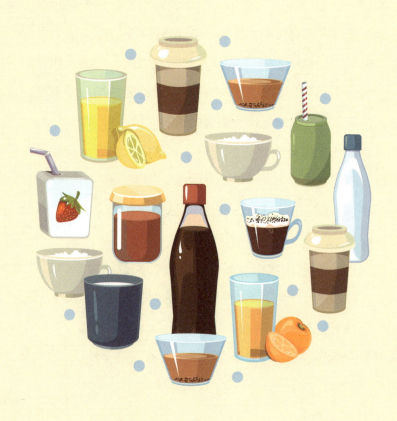

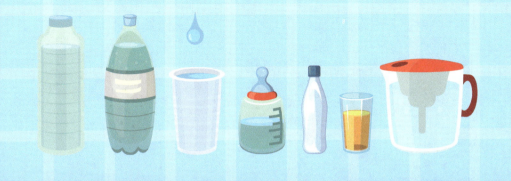

饮用水误区

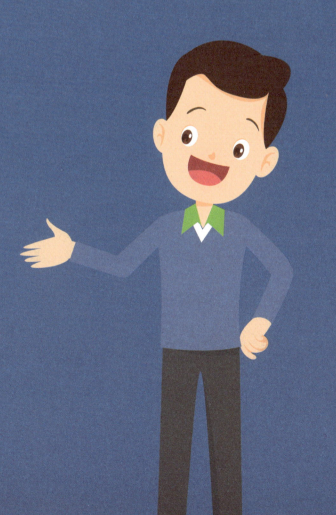

37/

"千滚水"能喝吗

只要水质符合卫生标准，我们不用担心"千滚水"的亚硝酸盐中毒甚至致癌问题。

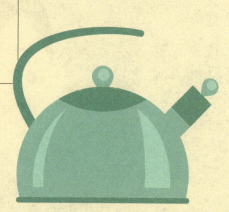

千滚水指的是反复烧开的水。关于千滚水的危害，一直被扣上"亚硝酸盐超标""中毒"甚至"致癌"等罪名。

亚硝酸盐是一类无机化合物的总称，主要指亚硝酸钠和亚硝酸钾，其外观与食用盐类似，呈白色至淡黄色的粉末或颗粒，易潮解且易溶于水，在工业和建筑业中应用广泛，也可作为食品添加剂，主要用于肉类制品，起到增加色泽及保鲜防腐的作用。在食品添加剂使用标准中严格限定了其使用量，即硝酸钠（钾）最大使用量为 0.5 克 / 千克，亚硝酸钠（钾）残留量不得超过 30 毫克 / 千克。

亚硝酸盐不是致癌物，但是在某些条件下与食物中的胺类反应生成 N– 亚硝基化合物，后者是一种公认的强致癌物，可致食道癌、胃癌等消化系统癌症。亚硝酸盐为强氧化剂，一次性摄入 0.3~0.5 克就会致使组织缺氧，导致急性中毒，1.0~3.0 克能导致死亡。世界卫生组织规定硝酸盐和亚硝酸盐每日允许摄入量分别为 5 毫克 / 千克和 0.2 毫克 / 千克（体重）。的确，自来水中含有硝酸盐，在加热煮沸的过程中，由于高温缺氧，会导致部分硝酸盐转化为亚硝酸盐。

那么，千滚水究竟能不能喝呢？现有实验室检测表明，多次烧开后自来水中的亚硝酸含量确实有轻微升高，但仍远低于国家《生活饮用水卫生标准》（GB5749–2006）的标准，若以一个 60 千克体重的人来估算，则每天要喝 12 升水才会超过 12 毫克的每日允许摄入量。因此，只要水质符合卫生标准，我们不用担心千滚水的亚硝酸盐中毒甚至致癌问题。但是，如果水质本身被含氮的化肥、工业污水等污染，或某些地区的"苦井水"本身硝酸盐含量高，可能会存在亚硝酸盐超标的问题。在这些情况下，应该先净化水质，达到生活饮用水卫生标准后再饮用。

38/

"隔夜水" 能喝吗

水能不能喝，跟隔夜关系并不大，只要是原来的水符合卫生标准，烧开后，无论是隔夜水还是白天放了很久的水，若能充分保存好，都是可以放心喝的。

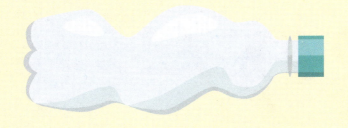

相信很多人家里都有晾上一些白开水第二天早上喝的习惯，但一直有传言说"隔夜水不能喝"，追其原因是有人说隔夜水会引起腹泻，甚至致癌。但确实如此吗？

事实上，隔夜水能不能喝取决于放置的时间和环境，与隔夜关系并不大，至于致癌一说更是子虚乌有。隔夜水主要受温度、湿度等客观环境的影响，主要可能变化的是微生物指标，例如夏季空气湿度较高，细菌繁殖较快，如果被污染，喝隔夜水容易引起人体肠道炎症，所以夏季的隔夜水要特别注意，冬季的隔夜水最好装在有盖的容器中（如暖水瓶）。另外，烧开的水不宜放置太久，同时要避免微生物污染。

总的来说，水能不能喝，跟隔夜关系并不大，只要是原来的水质干净，符合卫生标准，烧开后，无论是隔夜水还是白天放了很久的水，若能充分保存好，不被灰尘、细菌等污染，水质没有变坏，都是可以放心喝的。

39/

开水壶内的结垢会导致结石吗

很多人会把开水壶内的结垢与结石病经常联系在一起，其实是没有什么关系的。

通常人们所说的"硬水"，是指钙、镁离子含量较高的水。钙和镁都是人体必需的元素，而且大多数人的摄入量都偏低，从这个角度讲，硬水还可以补充部分矿物质。当然矿物质的摄入主要来自均衡的膳食，水中的含量是远远不够人体所需的。

结石是人体或动物体内的导管腔中或腔性器官（如肾脏、输尿管、胆囊或膀胱等）的腔中形成的固体块状物。主要见于胆囊及膀胱、肾盂中，也可见于胰导管、涎腺导管等的腔中。下面以胆囊结石为例介绍结石形成的原因。正常情况下，人体胆汁中胆汁酸、磷脂及胆固醇保持在一定的比例之间，同时胆汁中还存在晶体聚合抑制因子，这样可以保证胆囊中没有结石的形成。一旦某种因素破坏了这种平衡，就会导致胆囊内胆固醇结晶形成，最终导致胆囊结石。

很多人会把开水壶内的结垢与结石病经常联系在一起，其实是没有什么关系的。开水壶中的结垢是单纯的物理现象，水经过煮沸后，水中的钙、镁离子与碳酸结合生成一些不溶性物质析出，形成结垢。而结石病属于病理状态，是复杂的生理生化过程。从外形来看都是石头，但是结石的组成成分是来自有机体内脱落的上皮细胞、器官内的凝血块、寄生在体内的细胞菌团、蛔虫的残体或虫卵等形成核心，身体内的磷酸盐、草酸盐、尿酸盐等沉积在这些粗糙的核心上，形成结石。结石病与遗传、性别、年龄、食物结构、疾病、职业等诸多因素有关，成因非常复杂。

矿泉水富含钙质，可预防骨质疏松吗

不可以。

根据《中国居民膳食营养素参考摄入量》，成年人每天参考摄入钙的量在800~1000毫克。矿泉水钙含量在30~40毫克/升，成年人如果按每天喝2升水计算，相当于每天喝进去大约70毫克的钙，因此想要靠喝水补钙是远远不够的，喝矿泉水补钙或预防骨质疏松就更不靠谱了。

钙是机体内含量最丰富的矿物质，基本上机体所有的生命过程均需要钙的参与。钙能促进体内某些酶的活动，调节酶的活性作用；参与神经、肌肉的活动和神经递质的释放；调节激素的分泌。血液凝固、细胞黏附、肌肉的收缩活动也都需要钙。钙还具有调节心律、降低心血管的通透性、控制炎症和水肿等作用。

99%钙分布在骨骼和牙齿中。20岁之前是骨骼的生长阶段，20岁以后骨质依然在增加。30~40岁，骨密度达到峰值。40岁以后骨钙逐渐流失。老年人会加快骨钙的流失，导致身材变短、骨质疏松和骨质增生，因此大家都非常关注补钙这件事情。

人体对钙的需要可以通过食物获得。但钙在体内的吸收过程受众多因素影响，如膳食成分、体内钙及维生素D的状态、生理状态（包括生长、孕妊、哺乳、性别、年龄等）。补钙的优选食物主要有牛奶、酸奶等奶制品；西兰花、菠菜、羽衣甘蓝等绿叶蔬菜；豆制品（豆浆和内酯豆腐除外）以及芝麻、芝麻酱、虾米等食物。不过，钙主要还是靠膳食摄入和营养补充剂来补充，建议大家合理选择，营养搭配。

41/

不锈钢热水壶会使人记忆力衰退吗

正规厂家生产的不锈钢制品并不会有锰超标的风险，而且我们通过饮食摄入的锰多处于安全水平范围。因此这个担心是不必要的。

　　不锈钢热水壶是家庭必备的一款小家电，几乎每天都会用到。之所以说"不锈钢热水壶会使人记忆力衰退"，是担心壶的锰元素进入水中，其实正规厂家生产的不锈钢制品并不会有锰超标的风险，而且我们通过饮食摄入的锰多处于安全水平范围。因此这个担心是不必要的。

《中国居民膳食营养素参考摄入量》中规定,成年人（体重60千克）对锰的最高可耐受摄入量为11毫克／天。我国第4次全国营养调查结果显示,中国居民每天从膳食中摄入锰的量约为6.8毫克,在安全范围内,不会带来危害。

人体每天究竟需要多少锰？目前,世界各国的数据还没有统一,推荐的标准也不一致。对于成年人,我国标准认为（适宜摄入量AI）是4.5毫克,而美国标准认为"充足量"是每天2～3毫克。

锰是一种常见的金属元素,是人体必需的一种微量元素,对于人体健康也有重要作用。它是结缔组织、骨骼、凝血因子、性激素等的组成成分,对于脂肪与碳水化合物代谢、钙吸收、血糖调节等也是不可或缺的,并参与正常的脑与神经功能,锰不足会影响神经发育。

此外,锰也是国际公认的毒性较低的金属元素,其毒性远低于铅、砷、镉、汞、铬、镍等金属。不过,跟许多矿物质营养元素一样,过多的锰也会危害人体,抑制铁的吸收,长期过量则会影响神经系统的功能。锰中毒的后期可能会出现类似帕金森综合征的症状,如全身性运动徐缓、广泛性硬化。

42/

为什么不可以把饮料当水喝

喝水是补水过程，喝饮料是脱水过程。

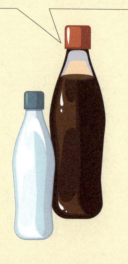
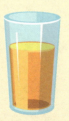
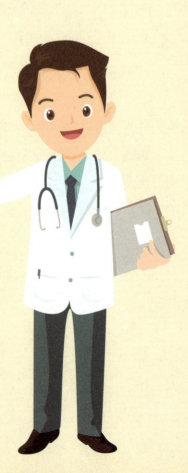

不同类型的饮料由于所含的物质不同，其含水量也有所不同。白水和普通饮料的含水量为100%；咖啡和茶的含水量为99.5%；运动饮料为95%，鲜果汁为90%~94%，脱脂奶、2%乳脂率的奶以及全脂奶含水量分别为91%、89%和87%，以上的饮料类型不包括含酒精饮料。

市售的普通饮料一般都含糖较多（可达5%~10%，这样一瓶饮料就含有25~50克糖），还含有色素等多种食品添加剂，酸酸甜甜的，喝的时候解渴，之后反而会更口渴。饮料含糖量较多，喝过多的饮料会导致没有食欲，还会稀释胃内的消化液和降低酸度，从而影响消化吸收功能。另外，若饮用冰镇饮料，可使胃黏膜血管收缩，使胃液和胃酸分泌减少，也会影响消化吸收和胃液的杀菌作用。含糖的饮料看似是水，但如果长期大量饮用可能造成龋齿，还可能与肥胖、2型糖尿病、痛风等慢性病的发生相关。

市售的运动饮料主要是为人们大量运动后补充能量和加速消除疲劳，一般也含糖，还有一些钠、钾等成分来补充出汗的损失，还含有色素等多种食品添加剂。若饮用水过多，除了摄入大量糖，导致能量过多，不会出现饥饿感，导致对其他营养素的摄入减少，还可能摄入了较多的钠、钾，从而影响身体健康。因此，建议先多运动，多出汗，再考虑要不要喝运动饮料。

此外，喝水是补水过程，喝饮料是脱水过程。水是人的必需品，每天必须喝。而饮料是商品，每天可以喝，也可以不喝。尤其是婴幼儿、老年人、孕妇更应少喝饮料。我们应该喝足量的白开水，尽量少喝或不喝含糖饮料，不要把饮料当"水"喝。

43/

泡茶要用纯净水才好吗

不是。一般讲，泡茶的水要求天然，没有污染，硬度适中或偏低，且活性高。

饮茶作为一种健康的生活方式，中国自古以来人们就有饮茶的习惯。

茶中的保健成分：天然、营养、保健、治病是茶的最大特点。迄今为止，研究发现并通过鉴定的茶叶中有效成分就有 300 多种，其中有的是与人体健康有关的营养成分，有的是可以防治疾病的药效成分，更多的是两者兼有的保健成分。

茶的保健作用：茶作为保健饮料，对人体有许多益处。传统认为茶叶能消除疲劳、提神醒脑、去油解腻，现代研究发现茶叶有提高免疫功能、抗氧化、抗癌、美容、抗辐射等作用。

茶与水：喝茶也是一种补水。泡茶离不开水，自古以来，人们就认为好茶配好水。北京公众健康饮用水研究所对水与茶进行系统研究，即同一种水不同种类的茶沏茶的研究；同一种茶用不同水的沏茶效果的研究；茶专用水的沏茶量化指标及标准研究等，发现不同的水源地、浊度、pH、矿物质含量、水的表面张力以及水的氧化还原性等均影响沏茶效果。

现在，很多人认为用纯净水泡茶好，但据北京公众健康饮用水研究所多年来的泡茶研究证明，纯净水不是最理想的泡茶水。纯净水的好处是干净、没污染，但纯净水不含任何矿物质，且活性低、溶解性不好，抗氧化性低。而硬度过高的水泡茶效果也不好。事实上，不同的茶应选择不同的水。一般讲，泡茶的水要求天然，没有污染，硬度适中或偏低，且活性高。

44/

饮水仅是为了解渴吗

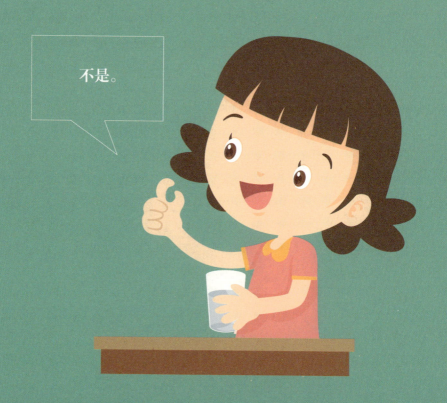

不是。

水分在人体内的营养生理功能包括很多方面，如组成人体体液、参与并促进人体内代谢反应、调节人体体温、运输载体、作为体内摩擦的润滑剂、提高膳食的营养价值、促进机体工作效率等。可以说，没有水就没有我们的生命活动。近年来研究者发现，保持人体良好的水平衡可以有效防止一些慢性、非传染性疾病。

人体的每日饮水量受下丘脑饮水中枢控制，且每日依靠饮水和饮食获得水分，再通过机体内各种排泄器官将多余的水分排出体外。正常情况下，机体每日摄入的水分和排出的水分基本相等，这就是水在机体内的动态平衡。不同个体对水分的需求量和消耗量会随着气候、温度、湿度、运动、膳食等因素的差异而变化，因此为了保持体内水分的平衡，我们的喝水量需要"量出为入"。例如运动量大、流汗多时，就应该多喝一些水。

有的人在出汗很多、感到很渴的情况下，不顾一切地喝凉水或冷饮，结果只会越喝越渴，造成反射性出汗，反而造成体内失水，对身体健康的危害很大。专家建议，要养成喝温开水的习惯，应尽量少喝或不喝冷水或冷饮。饮水的水温不能太烫，也不能太冷，最好20℃~40℃，以接近人体体温为佳。

现在很多人只知道渴了再喝水，喝水只是为了解渴，而对于水对人体生命孕育和人体健康的重要性以及好水的营养生理功能和保健功效的深层次认知却很少。其实，喝水尤其是喝好水不但是维持生命需要，更是提高生命质量和生命活力的需要，而且对人体某些慢性疾病均有不同程度的缓解和辅助疗效作用。

45/

苏打水适合所有人喝吗

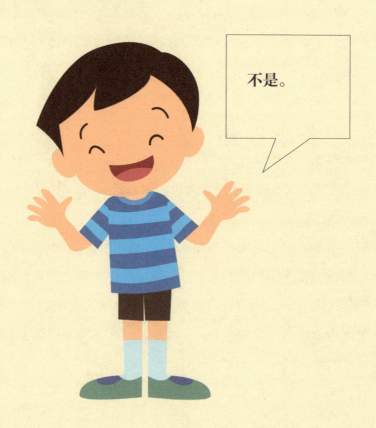

不是。

目前我国市场上可以看见的苏打水有三种：第一种是在低温条件下向矿泉水中充入二氧化碳。第二种是天然含气的苏打水，例如黑龙江五大连池的含气天然矿泉水、夏木拉含气矿泉水。全球天然含气矿泉水资源较少。市场还有一种天然苏打水，水质为微碱性，水的 pH 往往为 8~8.5，有的甚至更高。水中不含有二氧化碳，碳酸主要以重碳酸根的形式存在，这种水不是严格意义上的苏打水，依照习惯则称之为重碳酸型的天然泉水或天然矿泉水。第三种是用纯净水加入小苏打以及其他调味剂，调配而成，应该称为人工造苏打水。

有些人胃酸分泌过多，还有些人患有高尿酸血症，适当饮用天然苏打水对身体有一定的益处，但天然苏打水含有的钠和溶解性总固体物较高，饮用量要根据自己的身体状况适当饮用，对于一些患有肾病的人饮用水要加以注意。然而长期适量地服用苏打水或重碳酸型的天然泉水要结合自身血浆的碳酸盐含量，缺者补之，过量可能会引起碱中毒，引发厌食、恶心、头痛等症状，尤其老年人及肾脏病血浆中的患者，长期服用更易发生碱中毒。

46/

为什么有的药不能用热水服

因为有些药物遇到热水后能够发生化学反应。

因为有些药物遇到热水后能够发生化学反应，因此不可用热水送服。概括起来，不能用热水送服的药有以下几种。

（1）**止咳糖浆类药** 这类药一般是将止咳药溶解于糖浆内制成。糖浆可以覆盖在咽部黏膜表面，形成一层保护薄膜，阻止其他刺激接触发炎部位，从而达到止咳目的。倘若使用热水服用糖浆，会溶解部分药物并使糖浆稀释，降低糖浆黏度，使其在咽部发炎处不能形成薄膜保护层，因而也就达不到止咳的效果了。

（2）**助消化类药物** 如胃蛋白酶合剂、胰蛋白酶。它们所含的酶是一种活性蛋白质，其"脾气"非常娇嫩，遇热即会变性，完全失去催化活性，起不到助消化作用，所以不能用热水送服。

（3）**维生素C类** 维生素C类是水溶性制剂，不稳定，遇热后易还原而失去药效。

47/

为什么不能用茶水
送服药

因为茶叶中的鞣酸能和许多药物发生化学反应并生成难以被人体吸收利用的沉淀物质。

茶叶中的鞣酸能和许多药物发生化学反应并生成难以被人体吸收利用的沉淀物质。一旦发生这种肉眼看不到的变化，轻者会使药效大大降低或完全消失，重者可使人体产生严重的不良反应，如心脏病患者服用的洋地黄片，用茶水服用时，有时表现为用药无效，而有时会出现毒性反应。治疗贫血病的药物硫酸亚铁能与茶水反应形成几乎不被人体吸收的物质，其结果必定会影响这类药物的疗效。因此，不宜用茶水送服药物，甚至有时强调服药期间不宜饮茶水。

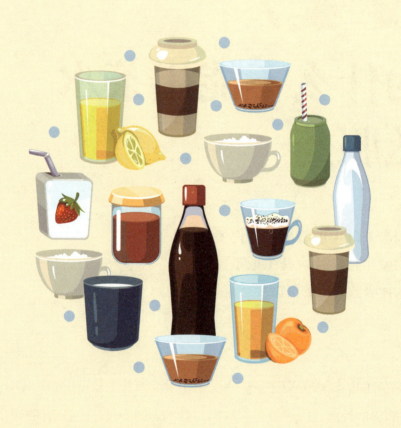

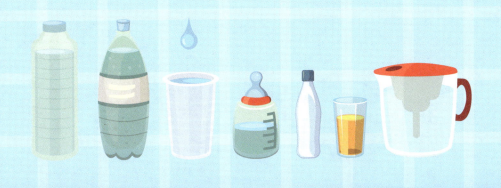

家庭饮水保障知识

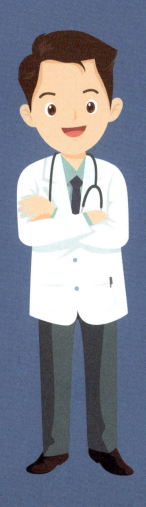

48/

如何挑选放心的桶装水

看相关许可证和执行标准，包括：①看标志；②看外观；③查封口。

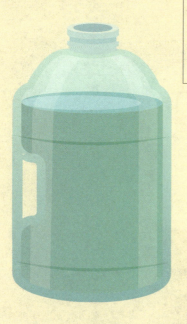

随着人们生活水平的提高，桶装水以方便、安全的优点迅速进入千家万户。由于从事桶装水生产的一些企业只重视市场的拓展并追求利润的最大化，而忽视了桶装水的产品质量和安全。因此，近年来全国各地不断曝光出桶装水的安全问题和隐患。饮用过期、不洁的桶装水会引起各种水源性疾病，轻微的可能会出现腹泻、头晕、恶心等症状。家庭和居民用户在使用和选择桶装水时应注意以下几个问题：

（1）**看标志**。优质桶桶身标签包含厂名、厂址、执行标准等信息。

（2）**看外观**。优质桶透明光滑，桶体均匀，呈淡蓝色或天蓝色，无杂质、无斑点、无气泡，桶壁声音清脆有韧性；劣质桶呈暗蓝色或乳白色，色彩暗淡，通明度差，桶壁声音发闷，使用时易开裂变形。关注生产日期，首选三日内生产的桶装水。

（3）**查封口**。优质桶封口有激光打码，揭开塑封膜，桶盖上有同样字样。好桶桶盖很容易撕开；劣质桶封口热塑膜较薄，褶皱不平，桶盖是次料或回收料做的，颜色发暗，不易撕开。

同时，还应注意饮水机要定期清洗。一般三个月要清洗一次，一方面是清洗污染物，另一方面是清洗水垢。饮水机在家要安装在避光处。桶装水最好能在一周内喝完。时间长了一是会受到污染，二是会成为老化水、死水，对人体健康非常不利。桶装水搁置时间长了需要加热消毒，烧开了再喝。离开家时记得要将饮水机切断电源。

49/

瓶装水开盖后放置一段时间还能喝吗

瓶装水开盖后，虽然多长时间会变质没有固定的说法，但也应尽快喝完。

《食品安全国家标准包装饮用水》（GB19298–2014）对直接饮用的包装饮用水的定义为：密封于符合食品安全标准和相关规定的包装容器中，可供直接饮用的水。瓶装水是否会对人体产生有害影响，关键在于它的密封性。如果密封性不好，外界的空气和微生物就会进入容器内部，进而影响水质。

瓶装水开盖后，虽然多长时间会变质没有固定的说法，但也应尽快喝完，因为饮用后，唾液会留在塑料瓶口，时间长了会滋生细菌，进而让水质变坏。

瓶装的饮用水存在打开后水质变坏的风险，这也跟它不添加防腐剂有关。正规水厂生产的瓶装矿泉水和纯净水中一般不含防腐剂。通常在盛水容器密封的情况下，外界的空气和微生物不可能进入容器内部，所以不需要添加防腐剂。《食品安全国家标准包装饮用水》（GB19298–2014）对直接饮用的包装饮用水的原料、"添加食品添加剂用于调节口味"和微生物学指标等有规定，并没有提到防腐剂含量规定，这说明包装饮用水中不会涉及防腐剂的使用。

50/
使用饮水机
好不好呢

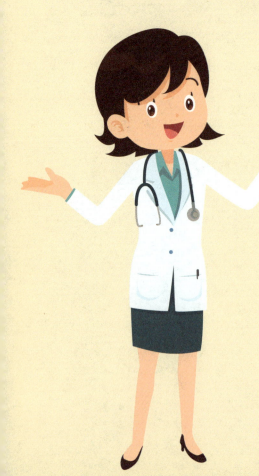

正规厂家生产的饮水机，烧出来的水是没有问题的，人们可以直接饮用。

　　一般来说，正规厂家生产的饮水机，烧出来的水是没有问题的，人们可以直接饮用。那么，为了保证日常饮水的健康，如何选购一款称心如意的饮水机呢？选购饮水机，需要注意以下几个方面：

看品牌：在选购饮水机的时候，不要只是注重外观和价格，而要注重品牌。大品牌的饮水机涉水部件全部采用国家认证的食品级材料，不会产生重金属污染。但是，有些杂牌和小品牌产品，为了追求利益而降低成本，采用非食品级材料，如工业塑料等，如果与水接触，就很可能向水中释放重金属等有害物质，严重危害我们的健康。

看认证：认准饮水机产品是否通过两个认证，一是中国强制性认证（3C认证），二是卫生许可批件。

看外观：应着重检查箱体表面，如塑料件应平整光亮、色泽均匀、无褪色、无裂痕、无划伤、无气泡、无变形等。一般来讲，塑料件表面应光滑、色泽均匀。色泽粗糙无光，偏黄塑料一般是回收料，回收料容易变色和产生污染。

看类型：桶装水饮水机一般结构简单，价钱也不贵，无须滤芯，通常都有加温功能，有的还可以制冷。制冷功能在夏季时可以用，不妨可以考虑。

看功能：从功能使用方面考虑选购饮水机，如果夏季使用率较高，则应购买冷热饮水机；如果不喜欢用饮水机调制冷饮的，日常只用于泡茶和冲咖啡，购买一台温热饮水机就可以了，既实用又经济。

除此之外，还应该注意饮水机的清洗。

51/

如何对家用饮水机进行消毒和清洗

第一步，清除饮水机腔内所有的剩余水；第二步，擦洗饮水机"聪明座"；第三步，用消毒液清洗整个腔体；第四步，用清水连续冲洗整个腔体；第五步，给饮水机水龙头消毒；第六步，不断放水，待水中闻不出气味，才可以饮用。

随着人们饮水方式的改变，饮水机已经走进千家万户。但是，饮水机的清洗问题是一个很大的卫生隐患，常常会被大家忽略。如果饮水机长期不清洗，机内的储水胆就会滋生危害健康的细菌和病毒，沉积污垢、重金属，甚至滋生红虫，造成水的二次污染。下面就告诉大家正确消毒和清洗饮水机的方法。

第一步，拔掉电源插头，取下水桶，清除饮水机腔内所有的剩余水。因为饮水机排污管里的剩余水是导致饮水机二次污染的关键，所以要先打开饮水机后面的排污管排净里面的余水，然后再打开所有饮水开关，放去饮水机腔内的剩余水。

第二步，由于饮水机的"聪明座"直接与空气接触，很容易积聚细菌。所以，应该用干净的镊子夹住消毒的酒精棉球，仔细擦洗饮水机"聪明座"。用消毒的酒精棉擦洗，不但能去除上面的污垢，而且还能为下一步消毒做准备。

第三步，一般的家用饮水机腔体的容量为 2000 毫升左右，可将 300 毫升消毒剂溶解在 2000 毫升左右的水里，再充盈整个腔体。10 ~ 15 分钟后，打开饮水机包括排污管和饮水开关，排出消毒液。

第四步，用 7000 ~ 8000 毫升的清水连续冲洗饮水机整个腔体后，打开所有开关排净冲洗液。

第五步，用消毒的酒精棉擦洗饮水机水龙头开关处的后壁。

第六步，由于饮水机刚消毒完毕，还可能有微量的消毒液残留，所以不能马上饮用。正确的做法是，先接一杯水闻一闻有没有消毒剂的味道。如果有消毒剂的味道，就需要不断放水，直到水中闻不出气味，才可以放心饮用。

52/

使用净水器
好不好呢

采用家庭净水器对自来水进行深度处理是饮水安全的一种有效措施，也是家庭自我保障的措施之一。

采用家庭净水器对自来水进行深度处理是饮水安全的一种有效措施，也是家庭自我保障的措施之一。所谓净水器就是对自来水进行深度处理的饮水装置。家用净水器起始于20世纪50年代，到20世纪70年代开始流行，一直持续至今。家用净水器是家庭或团体对自来水进行深度加工的设备，因此使用家用净水器的目的，主要是为了除掉水中的可见污染物，如铁锈、胶体物质、余氯和一些消毒副产物，各商家的家用净水器都是围绕着这些功能进行加工和设计的。

目前我国的家用净水器种类繁多，功能各异。按进水方式可以分为间接式和直接式。所谓间接式净水器，其进水的方式要依赖于人工将水倒到净水器中；而直接式净水器则是与自来水管道相连接，饮用多少水，生产多少水。按净水器中所采用的滤材功能可以分为过滤、交换、吸附和消毒。

家用净水器在选购的时候，需要注意的是：① 看厂家：在购买净水器的时候，必须认识到产品质量的重要性。净水器的厂家必须取得上级卫生监督部门的卫生许可证，经过技术监督部门鉴定，符合国家的《生活饮用水水质标准》。② 看安装：对于精装修的厨房，要想在总水管处安装净水装置，一般只能放置在水槽的下方，而且要尽量选择安装简便、不需改变水管走向的净水器。③ 看性价比：产品的好坏往往在性能和价格上有一定的关系。④ 看滤芯：净水器的净水原理充分体现在滤芯的效能上，滤芯扮演着绝对重要的角色。⑤ 看使用期限。⑥ 看售后服务。

53/

一定要购买功能水杯吗

不是。

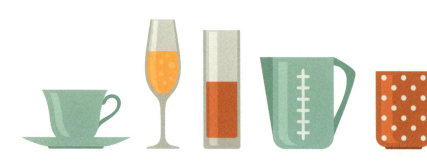

在日常生活中，我们往往在注意饮水安全的时候，却忽略了水杯的安全性。其实，关于水杯的选择和使用也是有很多学问的。

塑料杯：塑料属于化学高分子材料，而多数高分子化学材料对人体的健康有害。用塑料杯装开水和热水，塑料中有毒的化学物质更易释入水中。另外，塑料的表面看似光滑，实际从微观构造来看有很多孔隙，孔隙中易藏留污物，塑料杯洗不干净，甚至易发黏发涩，而不好的塑料杯则多有异味。

玻璃杯：玻璃是无机硅酸盐类烧结而成，不含有机物化学物质，而且玻璃杯易清洗，所以用玻璃杯是最为安全的。

功能杯：功能杯是指在加工时加入一些功能材料，从而改变水的微观物理结构，使水呈现一定功能作用的水杯。目前，功能杯主要有两大类，一是磁化杯，二是能量杯。①磁化杯：国内外有很多医学报道说，通过磁化杯获得的磁化水对人体健康和某些疾病的治疗有一定的作用。但是，不是所有的磁化水对人体的健康都有好处，有的甚至会有害处。②能量杯：能量杯是指选用远红外材料（多为稀有元素组成的非金属晶体矿岩）制造的杯子。

平时我们在使用水杯需要注意固定专用饮水杯，外出时最好自带专用杯，尽量少用公用水杯，或采用一次性消毒杯，以减少病菌感染的机会。茶杯要经常清洗，因为茶存放时间较长时，茶中有些成分会形成茶垢。

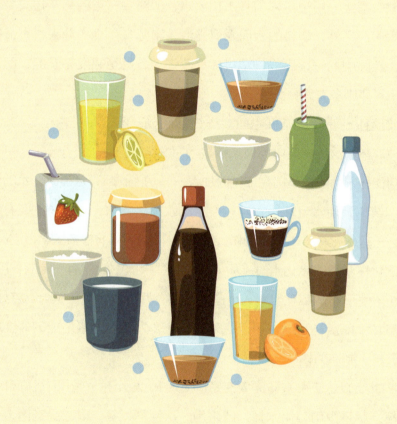

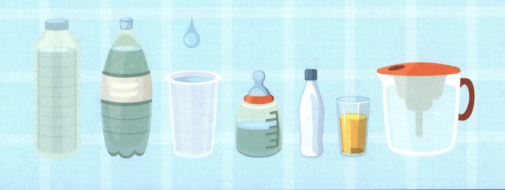

饮品的健康饮用

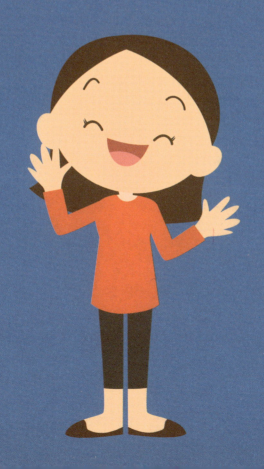

54/

牛奶和豆浆
哪个好呢

牛奶和豆浆各有各的营养价值，
我们根据需要选购即可。

豆浆营养丰富，几乎含有大豆中的全部成分，包括丰富的蛋白质、脂肪、碳水化合物、矿物质和维生素等。黄豆被人们称之为"植物肉""绿色的牛乳"，由此可知用以制成的豆浆中必定也含有多量的蛋白质。同时，豆浆中蛋白质的质量也较好，属植物蛋白，其氨基酸组成中赖氨酸含量较高，是人体主要的必需氨基酸之一。豆浆中脂肪含量中等，为3.7%，其特点是胆固醇含量低而亚油酸等不饱和脂肪酸含量丰富，而不饱和脂肪酸还有降低胆固醇作用。大豆脂肪中又含有较多卵磷脂，对增进老年人记忆力具有重要作用，豆浆中碳水化合物含量相对较少。其所含矿物质中以钙、磷、钾、铁的含量较为丰富，都是人体较易缺乏的元素，尤其是铁的含量高出牛奶，豆浆中包含了牛奶含有的全部成分，并且在蛋白质含量、脂肪组成等方面又有其自身的特色，其营养价值与牛奶相比毫不逊色，是身体虚弱，病后恢复期人体理想的营养饮品。

牛奶中的蛋白质主要是酪蛋白、白蛋白、球蛋白、乳蛋白等，所含的20多种氨基酸中有人体必需的8种氨基酸，奶蛋白质是全价的蛋白质，它的消化率高达98%。乳脂肪是高质量的脂肪，品质最好，它的消化率在95%以上，而且含有大量的脂溶性维生素。奶中的乳糖是半乳糖和乳糖，是最容易消化吸收的糖类。牛奶中的矿物质和微量元素都是溶解状态而且各种矿物质的含量比例，特别是钙、磷的比例比较合适，很容易消化吸收。牛奶还含有丰富的乳清酸，不仅能抑制胆固醇沉积于动脉血管壁，还能抑制人体内胆固醇合成酶的活性，从而减少胆固醇的产生。牛奶类产品可分为液态奶、奶粉（全脂奶粉、配方奶粉）、酸奶、奶酪、乳饮料等。

其实，牛奶和豆浆各有各的营养价值，我们根据需要选购即可。

55/

喝牛奶有哪些需要注意呢

①牛奶不能完全代替母乳；②乳糖不耐受者也能饮奶；③喝牛奶要注意补水；④刚挤出的牛奶不宜直接饮；⑤喝牛奶要因人而异；⑥防止"牛奶贫血症"。

（1）对于婴幼儿来说，牛奶不能完全代替母乳。牛奶对人体各个功能器官的发育都具有重要的促进作用。但是，牛奶中的营养成分与人奶相比还是有一定差别的，所以婴幼儿不宜单纯只用牛奶喂养，应合理调配了饮食，这样才能更好地促进儿童发育。

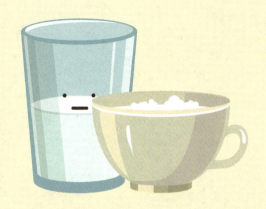

（2）**乳糖不耐受者也能饮奶**。奶类的碳水化合物主要为乳糖，大约占4%~6%。有些人由于体内缺少分解乳糖的酶，在饮奶后会不同程度地出现腹胀、排气甚至腹痛、腹泻，称为乳糖不耐受。下面的方法可以帮助乳糖不耐受者减轻症状：①少量多次饮奶；②避免空腹饮奶；③严重乳糖不耐受者可选择低乳糖或去乳糖的奶及奶制品，如酸奶、奶酪等；④早餐的牛奶中可加鸡蛋。

（3）**喝牛奶要注意补水**。

（4）**刚挤出的牛奶不宜直接饮，必须加工处理**。

（5）**喝牛奶要因人而异**。有以下情况不宜喝牛奶：接触铅的人；对牛奶过敏的人；反流性食管炎者；做过胃切除手术的人；肠道易激综合征患者；胆囊炎和胰腺炎患者；平时有腹胀、多气者。

（6）**防止"牛奶贫血症"**。所谓"牛奶贫血症"，是指婴幼儿因饮用牛奶、忽视添加辅食，而引起小儿缺铁性贫血。不仅牛奶中含铁量太少，而且铁的吸收率很低。婴幼儿在没有母乳喂养的情况下及断奶以后，应当适当添加辅食，防止牛奶贫血症。

56/

老年人
如何饮用牛奶更健康

老年人每天饮用 300 克
左右的牛奶或相当量的
奶制品。

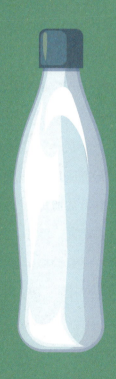

老年人由于年龄增加，各组织器官功能出现不同程度的衰退，如消化吸收能力下降、肌肉萎缩，容易出现营养不良、贫血、骨质疏松、肌肉衰减等问题。因此，老年人的膳食在一般人平衡膳食的基础上，应特别注意少量多餐、制作细软、精心设计、预防营养缺乏。

奶和奶制品富含优质蛋白、钙、维生素D，对老年人特别重要。首先，我国老年人膳食钙的摄入量低，骨质疏松的风险高。奶类不仅含钙量高，而且钙、磷比例合适，还有维生素D、乳糖、小分子氨基酸等促进钙吸收的因子，吸收利用率高，是膳食钙的良好来源。每天保证摄入300克牛奶或相当量的奶制品，就可以摄入300~400毫克的钙，加上其他食物中的钙基本可以满足老年人一天的需要。其次，奶和奶制品对于肉类摄入较少的老年人是优质蛋白质的重要食物来源，对于促进其肌肉合成，预防肌肉衰减很有益处。再者，奶和奶制品，尤其是老年配方奶粉，一般都强化了老年人容易缺乏的维生素A、B_1、B_2、D和铁等微量营养素，对于改善老年人整体的营养不良也是有好处的。如果长期饮用富含益生菌的酸奶，还可以有助于维持肠道正常菌群，有利于防治便秘和慢性病。

但凡事都要讲求一个"度"，老年人饮奶同样如此，切莫操之过急过量。每天300克左右的奶或相当量的奶制品。对于血脂高的老年人可选用低脂奶，对于喝奶以后出现腹泻、腹胀等乳糖不耐受的老年人可以选用酸奶等奶制品。根据情况可以采用多种组合，如喝鲜牛奶200克和酸奶100克，或者奶粉30克和酸奶100克，也可以鲜奶200克和奶酪30克，每天换着吃，不仅营养，而且美味又健康。

57/

酸奶饮用不是越多越好

酸奶对维持人体健康也大有益处，饮用要适量。

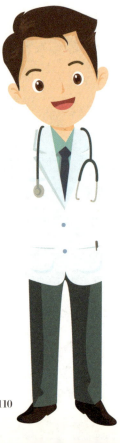

酸奶是指以生牛（羊）乳或奶粉为原材料，经杀菌、接种嗜热链球菌和保加利亚乳杆菌发酵制成的产品。目前它已成为人们经常选择的一种乳制品，但在其饮用中仍存在以下几个常见误区。

营养价值可以与牛奶媲美的酸奶经过发酵，乳糖转变为乳酸，风味独特，营养成分更易消化吸收。但酸奶饮用要适量，根据中国居民平衡膳食宝塔（2016），每天奶及奶制品的摄入量为300克。

酸奶的最佳饮用方式：①持续每天饮用。酸奶中所含益生菌在肠道中易于排出体外，持续适量的摄入有助于增加有益菌的数量，改善有益菌的生存环境。②不宜空腹饮用。酸奶最好在饭后2小时左右饮用，此时胃酸被稀释可减少乳酸菌被胃酸杀死。③酸奶不要加热。酸奶中的活性乳酸菌经加热或开水稀释便会大量死亡，不仅失去其特有风味，营养价值也损失殆尽。

市场上的乳酸菌饮料虽然也添加有益生菌，具有调节肠道菌群的作用，但营养价值远低于酸奶。二者的食品配料不同，酸奶主要原材料是牛乳而乳酸菌饮料的为水；蛋白质含量不同，每100克酸奶和乳酸菌饮料中平均蛋白质含量分别为2.5克与0.8克；此外酸奶中钙含量也高于乳酸菌饮料。

58/

酸奶能预防
糖尿病吗

不能。

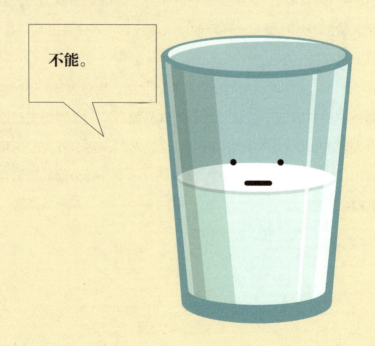

酸奶是以牛奶为原料,经过巴氏杀菌后发酵冷却而成,富含蛋白质、乳酸菌、钙、碳水化合物等营养成分。很多人认为,酸奶具有预防糖尿病的作用,这是真的吗?

　　带着这个疑问,我们先了解一下糖尿病的发生原因。糖尿病是由胰岛素分泌不足和(或)胰岛素抵抗(即相较正常而言,机体分解血糖需要更多的胰岛素参与)而导致血糖分解不足,呈现出机体血糖升高甚至尿糖的一类疾病。目前而言,除遗传因素外,肥胖是糖尿病明确的危险因素,此外一些病毒性感冒也有可能引起糖尿病。

　　酸奶是通过在牛奶中添加乳酸菌经过发酵后再经冷却灌装制成的一种牛奶制品。在发酵过程中,酸奶中的乳酸会增加,乳酸菌还可产生多种维生素,对机体有一定益处。但酸奶中的这些成分,目前还未发现对降低胰岛素抵抗或增加胰岛素分泌有作用。另外,酸奶在制作过程中多会添加增甜剂,饮用过多还会增加糖类的摄入,从而增加能量的摄入,反而不利于血糖的控制。因此,酸奶并不能用来预防糖尿病。

　　那怎样才能预防糖尿病的发生呢?首先建议平时不要过度饮食,少食用血糖负荷高的食物。其次,要增加体力活动,增强体质,防止肥胖的发生。这些对于预防糖尿病的发生会更为有效一些。

59/

如何选购
牛奶和酸奶呢

选择牛奶时，一要看成分，二要看生产日期、保质期和保存条件，三要看生产厂名、地址和产品批准文号，四要看内在品质。选购酸奶时，不同的人适用类型不同。

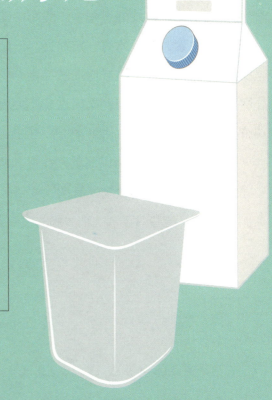

选择牛奶时，要看包装是否完整，并仔细阅读包装上的说明。一要看成分，否则就不知其含奶量，也难以判断其品质。二要看生产日期、保质期和保存条件，如果不按规定条件保存，即使在保质期内也有可能变质。三要看生产厂名、地址和产品批准文号，以防假冒、伪劣产品混迹其中。四要看内在品质，牛奶如出现沉淀、结块或怪味现象，说明已经变质，不可食用。

选购酸奶时，首先要注意包装上的说明，选择蛋白质含量大于（或等于）2.9 克 /100 毫升的产品。酸奶的含脂量越高，人的饱腹感就越强，因此对于少年儿童和青年人来说，只要没有肥胖症，无须顾忌其脂肪含量。高血脂的中老年人可以选择低脂酸奶。不加糖的酸奶升高血糖非常缓慢，因此糖尿病患者也可食用酸奶，但应选择无糖酸奶。肥胖者也应当选择无糖酸奶。凝固型酸奶应当呈细腻均质的凝冻，乳清析出量较少。搅拌型酸奶的黏稠度主要取决于其中是否添加增稠胶质，与其品质没有直接关系。这些胶质均为可食物质，如明胶、果胶、卡拉胶、羧甲基纤维素等，其中绝大部分属于天然物质，对健康没有危害，甚至还可以起到补充膳食纤维的作用。

60/
怎么喝豆浆更科学

①豆浆必须在煮沸后饮用；②豆浆中不宜放红糖；③不宜用暖水瓶装豆浆保温；④豆浆一定不要与红霉素等抗生素一起服用；⑤豆浆一次不宜喝得过多；⑥不宜用鸡蛋冲豆浆喝；⑦胃炎、胃溃疡、肾病、急性胃炎和慢性浅表性胃炎者不宜食用豆制品；⑧不能空腹喝豆浆。

（1）未经煮熟的豆浆中含有抗胰蛋白酶，有抑制蛋白酶的作用，并刺激胃肠道，所以豆浆必须在煮沸后饮用。

（2）豆浆中不宜加放红糖。因为红糖中的某些成分与豆浆中的蛋白质结合产生沉淀，豆浆中还是以加白蔗糖为好。

（3）不宜用暖水瓶装豆浆保温。因为豆浆里的皂毒素能够溶解暖瓶里的水垢，暖瓶温湿的内环境也有利于细菌的繁殖，喝了会危害人体健康。

（4）豆浆一定不要与红霉素等抗生素一起服用。因为两者会发生拮抗化学反应，喝豆浆与服用抗生素的间隔时间最好在 1 个小时以上。

（5）豆浆一次不宜喝得过多。过量会引起消化不良、腹满、腹胀等症状，每天 300~500 毫升即可。

（6）不宜用鸡蛋冲豆浆喝。因为鸡蛋中的黏液性蛋白非常容易与豆浆中的胰蛋白酶结合，会产生人体无法吸收的物质，从而也失去豆浆本身的营养价值。

（7）胃炎、胃溃疡、肾病、急性胃炎和慢性浅表性胃炎者不宜食用豆制品，因为豆类中含有一定量低聚糖，可以引起肠鸣、腹胀等症状。

（8）不能空腹喝豆浆。如果空腹饮服豆浆，它只能代替淀粉作为热量消耗掉，这样不仅使蛋白质浪费，又使体内营养失去平衡，从而加重消化、泌尿系统的负担，可谓得不偿失。

61/

老年人如何
食用豆浆

每天喝一两杯，勿过量。

豆浆是一种营养丰富，具有一定保健作用的蛋白饮料。其含有丰富的优质植物蛋白、不饱和脂肪酸、维生素和矿物质等多种营养成分，并且含有异黄酮、大豆皂苷、大豆低聚糖和卵磷脂等具有显著保健功能的植物化学物和特殊因子，且价格低廉，易于制作购买，是非常适合老年人的一种食物。

那么老年人如何食用豆浆呢？每天喝一两杯，勿过量。虽说豆浆有种种好处，但是大量饮用豆浆，其中的大豆低聚糖会导致腹胀、腹泻等肠胃问题的出现。最好饮用原味豆浆，减少添加糖的摄入。

豆浆一定要煮熟。生豆浆中含有胰蛋白酶抑制剂、脂肪抗氧化酶等物质，会引起恶心、呕吐等症状，并且干扰人体对豆浆甚至其他食物营养成分的吸收和利用。并不是所有人都适合豆浆。患有痛风、急性胃炎和慢性浅表性胃炎、肾结石等疾病的老年人要避免或控制豆浆的摄入量。

62/

如何科学喝咖啡

①八种人不宜喝咖啡；②喝咖啡要补水；③餐后饮用咖啡是明智的选择；④咖啡要趁热喝；⑤喝咖啡应小口慢饮，忌大口暴饮。

喝咖啡原是西方人的习惯。随着改革开放，中国人也有了喝咖啡的习惯，尤其是年轻人。

（1）咖啡的生理功效

现代研究发现，咖啡豆含有糖类、蛋白质、脂肪、钾、粗纤维、水分等营养成分。此外，咖啡还含有咖啡因、单宁酸、生物碱等多种成分。咖啡的主要作用是在激发情趣，解除疲劳，现代研究发现咖啡还具有防病的功效。

（2）科学喝咖啡

①以下八种人不宜喝咖啡：高血压、冠心病、动脉硬化患者；老年妇女；胃病患者；肝病患者；孕妇；维生素 B_1 缺乏者；癌症患者；儿童。②喝咖啡要补水，因为咖啡是利尿剂。③餐后饮用咖啡是明智的选择。④咖啡要趁热喝，并只倒七八分满为适量，可根据个人的口味加入适量的牛奶或糖。⑤喝咖啡代表一种情调、一种文化，应小口慢饮，忌大口暴饮。

（3）喝咖啡的注意事项

①煮咖啡忌时间过长。因为煮沸后部分芳香物质聚集在咖啡表面，形成泡沫，继续煮会破坏它们。②喝咖啡忌浓度过高。人在饮高浓度的咖啡后，体内肾上腺素骤增，以致心跳频率加快，血压明显升高，并出现紧张不安、焦躁、耳鸣及肢体颤抖等异常。③喝咖啡不易放糖过多。若放糖过多，则会使人无精打采，甚至感到十分疲倦。④喝咖啡忌吸烟。咖啡因在香烟中的尼古丁等诱变物质的作用下，很容易使身体中的某些组织发生突变，甚至导致癌细胞的产生。

63/

水果榨汁喝真的好吗

不好，要想最大限度地吸收利用水果中的营养，还是吃水果更直接。

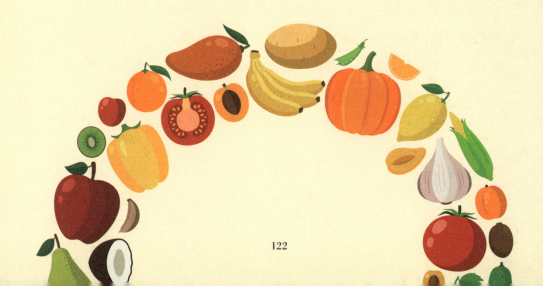

众所周知，水果营养丰富，对身体健康十分有益，有的人喜欢直接吃水果，而有的人则是喜欢将水果榨汁喝。那么，水果榨汁喝真的好吗？

　　表面上看来，果汁是由水果榨汁而成，然而，果汁中的营养和水果相比有很大差距，喝果汁不等于吃水果，不可以把两者混为一谈。将水果榨成果汁的过程中，会使水果中的很多营养成分（如一些易被氧化的维生素）被破坏，水果中的不溶性纤维也随榨汁后的残渣被丢弃了，导致果汁中只保留了水果中的一部分营养成分，如维生素、矿物质、糖分和膳食纤维中的果胶等。值得一提的是，果汁中基本不含有膳食纤维，这会对果汁整体的营养作用产生不利的影响。如果是市售的果汁产品，营养物质的损失更严重，在灭菌的过程中营养素被破坏得也更严重，而且甜味剂、防腐剂等食品添加剂的加入也会影响果汁的营养。另外，水果是固体状态，需要咀嚼，胃排空的速度较慢；而果汁是液体状态，不用咀嚼，在胃里的排空速度很快，在肠道中的吸收速度也很快。有国外研究者专门研究了固体和液体的消化吸收和代谢差异。

　　因此，要想最大限度地吸收利用水果中的营养，还是吃水果更直接，如果特别想喝果汁，可以自己做鲜榨果汁喝，现榨现喝，果渣最好也一起吃掉。

64/

宝宝喝果汁可以代替水吗

不可以。果汁不能当水喝。

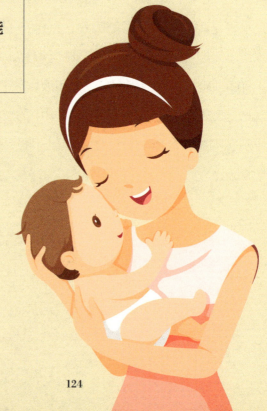

果汁不能当水喝。儿童喜欢果汁的味道，特别是夏天，家长如果不加控制，儿童每天喝过多的果汁后，就会产生食欲减退，甚至出现呕吐、头晕的症状，国外早有对此病的记载，称为果汁综合征。

除此之外，果汁不等同于新鲜果蔬。果蔬汁与水果蔬菜相比，其最大不足恰恰在于它的纤维素严重缺乏。食物纤维素作用良多，被医学界称为"第七营养素"，它可以促进宝宝消化，防止宝宝便秘，还可以防止热量过剩，控制肥胖等。因此，给宝宝喝果汁的同时，也要让宝宝吃果蔬，以吸收更多纤维素。

果汁也不要过度加热。不少父母有将水果榨汁后，加热温度高一些才给宝宝饮用的习惯，特别在冬季更是如此。殊不知，在榨汁过程中会在一定程度上破坏水果中的维生素，加热则加剧了这种对维生素的破坏程度，因此，加热时温度不宜过高，时间不宜过长。

最后，给宝宝喝完果汁之后，家长要记得给宝宝清洁口腔。因为残存的果汁很容易对宝宝的口腔健康造成不利影响。每次给宝宝喝完果汁后，特别是临睡前，父母应给宝宝喝少许白开水，以帮助宝宝清洁口腔。

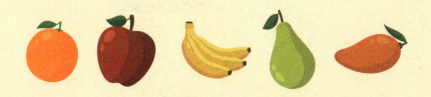

65/

变褐色的苹果汁
可以喝吗

可以。

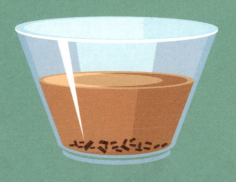

我们在日常生活中，可以发现苹果在切开或者打果汁之后，颜色会变成褐色，这时我们就觉得变褐色的部分肯定不好了，不能喝了。其实变褐色的苹果汁营养价值确实会降低，但并不影响整体营养。

苹果汁之所以变褐色，是因为发生了酶促褐变反应。苹果中的多酚类物质遇到空气中的氧气后，在多酚氧化酶的作用下，发生了反应，转变成醌类物质，然后醌类物质继续发生一系列的反应，生成邻二酚型黑色素。经过一系列反应，苹果中多酚类物质的含量就会降低，而这一类物质对人体具有很好的作用，如抗氧化、清除自由基、预防心血管疾病等。

需要注意的是虽然苹果中的多酚类物质损失了，但是含苹果渣的苹果汁还是保持有大部分的营养成分，并不是说这种苹果汁就不能喝了，只是视觉上不好，可以安全饮用。

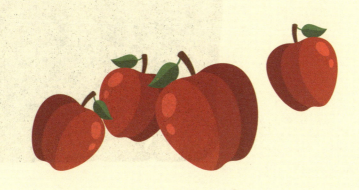

66/

常喝可乐（碳酸饮料）会导致骨质疏松

会的。

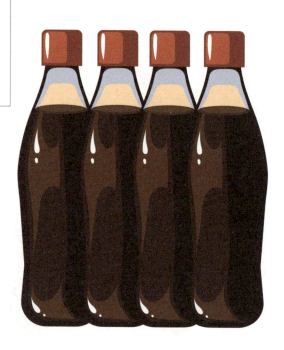

可乐是人们最常喝的饮料，从口感来讲不仅爽口，而且解渴。实际上，可乐没有任何营养价值，而且对人体的危害不少，不宜常喝。从成分看，可乐含有咖啡因，常喝易上瘾；并含有糖，长期饮用会发胖；同时，一些可乐还含防腐剂，这些成分对身体不好，也没有任何营养价值，长期饮用当然会出问题。尤其是对儿童、妇女以及老人的危害更大。

研究显示，喝汽水会加速骨质流失，尤其爱喝可乐的少女，骨折的概率是不喝汽水者的五倍。咖啡因在体内很容易通过胎盘的吸收进入胎儿体内，会危及胎儿脑、心脏等器官，同样会造成胎儿畸形或先天性疾病。婴儿出生后，哺乳的母亲也不能饮用可乐型饮料，因为咖啡因也能随乳汁间接进入婴儿体内危害婴儿的健康。老年人经常饮用含咖啡因的饮料，会加剧体内钙质的缺乏，引起骨质疏松，导致骨折。另外，过多饮用含咖啡因的饮料，会使血脂升高，加剧动脉硬化，高血脂、高血压患者多饮此类饮料，会加速病情的恶化。

67/

小心街边的 "珍珠" 奶茶

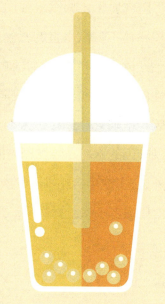

偶尔喝一杯珍珠奶茶没什么，
但不要时时宠爱哦！

不论是炎炎夏日，还是寒冷冬日，手握一杯奶茶已成为了很多年轻人的日常。但是，你知道这些看起来似乎既时尚又健康的奶茶里含有哪些成分吗？

事实上，目前风靡大街小巷的奶茶铺中的奶茶并不是单纯的由奶制品制成的，还包括添加糖、植脂末、"珍珠"、果粉、咖啡因等成分。

　　添加糖是纯能量物质，过多摄入可增加发生龋齿、超重、肥胖的风险。据上海市消费者权益保护委员会发布现制茶饮料（奶茶）比较试验结果，每杯奶茶的含糖量平均为 33 克 / 杯。而《中国居民膳食指南（2016）》建议"控制添加糖的摄入量，每天摄入不超过 50 克，最好控制在 25 克以下"。

　　部分奶茶，尤其是"街头奶茶"中的反式脂肪酸含量超标。有研究结果显示，街头 300 毫升奶茶中的反式脂肪酸含量为 0.5 ~2.7 克，而《中国居民膳食指南（2016）》推荐"每日反式脂肪酸摄入量不超过 2 克"。摄入过多反式脂肪酸量可增加患动脉粥样硬化和冠心病的危险性，还可干扰必需脂肪酸代谢，从而影响儿童的生长发育及危害神经系统的健康。

　　同时，咖啡因含量偏高也是奶茶较为集中的问题。大多奶茶店采用茶末制作奶茶，而茶末较茶叶而言更容易析出咖啡因并溶解。咖啡因作为一种中枢神经兴奋剂，能暂时使人恢复精力，但是快速过量的咖啡因摄入会导致中枢神经系统过度兴奋。

　　此外，珍珠奶茶中的"珍珠"也不宜过多摄入。"珍珠"是以淀粉为主要原料制成的粉圆产品，在加工的过程中可能会使用一些甜味剂、凝固剂、稳固剂、增稠剂等食品添加剂。对于胃肠道功能较差的人群，尤其是儿童和老年人，喝大量的珍珠奶茶可能会出现消化不良。

　　由此可见，偶尔喝一杯珍珠奶茶没什么，但不要时时宠爱哦！

68/

你知道"喝汤"的好处吗

喝汤不仅起到补水的作用，而且汤也是我国食疗的一种。

自古以来，一些地域的人们就有喝汤的习惯，尤其是南方地区。汤具有悠久的历史，和中华民族的古老文化有着密切的关系。据考古学家所发掘的文物表明，在公元前 8000 年到 7000 年间，晋东地区就已经学会了"煮汤"。

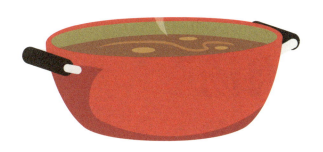

　　喝汤不仅起到补水的作用，而且汤也是我国食疗的一种。如鲫鱼汤通乳水，墨鱼汤补血，红糖生姜汤可驱寒发表，绿豆汤清热解暑，萝卜汤消食通气，黑木耳汤明目，白木耳汤补阴，莲子鸡心汤有利于安定情绪，生鱼汤可帮助手术后的伤口愈合，参芪母鸡汤可治体虚之症，芡实老鸭汤可以滋阴养胃，黄花鲫鱼汤可治产后乳汁不足，米汤可治疗婴儿脱水，黄瓜汤可减肥、美容，芦笋汤可抗癌、降压，虾皮豆腐汤可壮骨，促进儿童生长发育等，汤是人类"廉价的健康保险"。

　　汤作为我国菜肴的一个重要组成部分，具有非常重要的作用：①饭前喝汤，可湿润口腔和食道，增近食欲；②饭后喝汤，可爽口润喉有助于消化；③中医学认为，汤能健脾开胃、利咽润喉、温中散寒、补益强身；④汤还在预防、养生、保健、治疗、美容等诸多方面对人体的健康起到非常重要的作用。

69/

喝"肉汤"也要吃肉

对于身体健康的成年人而言，在喝汤的同时也是要吃肉。

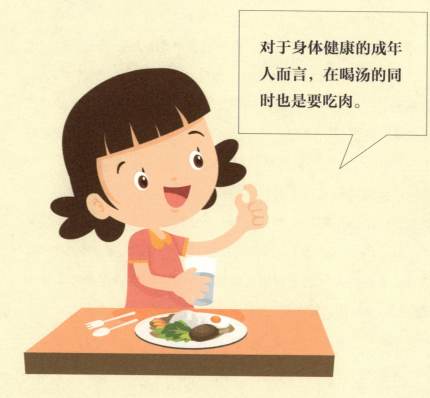

有些人认为肉汤更有营养，可能是因为汤的味道和颜色。肉汤较肉而言，味道更鲜，因而便以为肉的精华经过长时间的熬煮都会进入肉汤里面，肉汤比肉更有营养。然而，肉汤中的鲜味主要是来源于能溶于水的含氮浸出物，包括肌凝蛋白原、嘌呤、尿素氮、游离氨基酸等非蛋白含氮浸出物和无氮浸出物。由于禽肉肉质更加细嫩而且含氮浸出物多，所以禽肉炖汤的味道比畜肉更鲜美。另外，我们日常认为喝骨头汤更能补钙其实也是存在一定的误区的。事实上骨头汤中的钙含量非常低，靠喝骨头汤来补钙是万万不可取的。

　　此外，很多人还常常通过汤的颜色来判断其营养价值，认为汤的颜色越浓越有营养。可事实并非如此，汤的颜色浓白是油脂乳化的结果。白色的物质除了蛋白质外，更多的是脂肪，这也是为什么用油煎过的鱼更容易熬出白色汤的原因。而肉类中的大部分蛋白质仍呈凝固状留在肉里面，而非溶于水中。因此，将这些熬汤的肉直接扔掉并非明智之举。如果觉得这些肉味道不好的话，可以把它做成其他菜品。

　　另外，值得注意的是，并非所有人都适合喝汤。由于肉汤中嘌呤含量高，所以嘌呤代谢失常的痛风患者和血尿酸浓度增高者应注意。并且，在炖汤过程中，肉中含有的脂肪会被溶解在热汤中，因而汤的能量较高，对于血脂高及超重肥胖人群，也不适合过多饮用。

　　由此可见，对于身体健康的成年人而言，在喝汤的同时也是要吃肉的。

夏天喝冷饮，
当心越喝越渴

夏天气温高，很多人喜欢喝冷饮来降温，但其实并没有解渴作用，还可能对身体造成损伤。

夏天气温高，很多人喜欢喝冷饮来降温解渴，确实喝冷饮一开始有降温作用，给人感觉很解渴，但实际上冷饮是可以能使嘴周围的皮肤温度降低，暂时降低一点温度，其实并没有解渴作用。

一方面夏日冷饮可能越喝越渴：冷饮入胃后，引发机体四肢向外散热下降，同时刺激机体启动保温，所以四肢外散热能的能力反而下降。长此以往会造成脾胃产生热能来抵抗寒冷，更易生内渴。

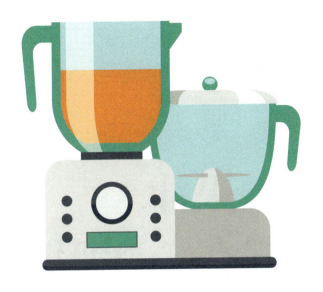

另一方面冷饮还可能对身体造成损伤：冷饮温度一般要比胃内温度低36℃以上，大量冷饮进入体内，很容易刺激胃肠道，引起胃肠急剧收缩，导致其周围丰富的血管收缩、受压及黏膜缺血，从而减弱胃肠消化功能和杀菌能力，甚至导致腹痛、腹泻。此外，冷饮由于温度低可能适合一些细菌的生存，所以饮用不洁和不新鲜的冷饮也会引起不适。

正常人喝的饮料温度以8℃~14℃为宜。在炎炎夏日里，可以饮用温开水、酸梅汤、绿豆汤、热茶等消渴。酸梅汤、绿豆汤制作简单，口感良好，自古以来就是消暑解渴的法宝，饮热茶可使汗腺舒张排汗，散发体内的热量，也可降温。

71/

牛奶和果汁
可以混在一起喝吗

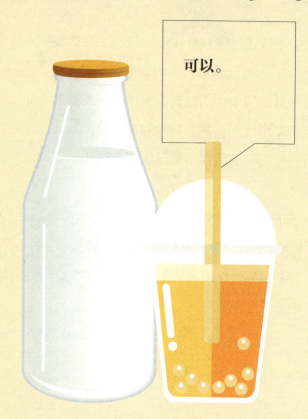

可以。

很多人认为牛奶和果汁不能一起喝，主要是因为果汁会把牛奶的蛋白质破坏，这是没有科学依据的。牛奶和果汁都是营养丰富的食物。牛奶可以给人体提供优质的蛋白质，而果汁则可以提供丰富的维生素和矿物质。

如果说喝了牛奶和果汁以后，发生了腹泻，这很可能是乳糖不耐受引起的反应，与果汁没有关系。有些人由于体内缺少分解乳糖的酶，在饮奶后会出现不同程度的腹胀、排气甚至腹痛、腹泻。

如果说牛奶和果汁混一起的时候，观察到有絮状沉淀，认为果汁中的果酸会导致牛奶蛋白质沉淀，从而难以被人体吸收，更是无稽之谈。这种情况的发生是因为蛋白质在酸性条件下会发生变性沉淀，但是蛋白质变性，只是因为结构改变，并不会影响它的营养价值。其实我们人体的胃液也是酸性的，牛奶到胃里，同样也会改变结构，变得更蓬松，更有利于消化。

因此，牛奶和果汁可以混一起喝。

72/

产后可以喝红糖水吗

可以。

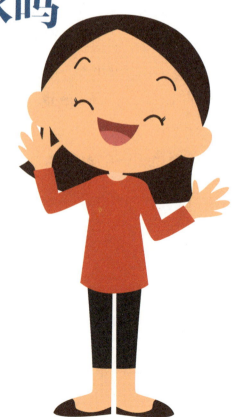

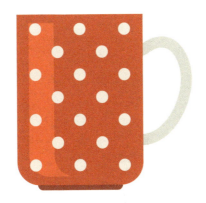

　　这个回答是肯定的，产后可以喝红糖水的，但也是要适量，否则会因为摄入过多的糖，促使体重增加而引起其他的慢性疾病。

　　产妇在分娩后失血较多，身体虚弱，铁质是人体重要的造血原料，补铁是肯定的。所以产妇需要合理的膳食搭配，来补充各种营养素，尤其要注意补充铁。红糖水是补铁良方，而且比较方便易得，是很多产妇补铁的选择。

　　除了红糖水，动物性食品也是补铁效果非常好的食物，甚至超过了红糖水。因为动物性食品中的铁主要是二价铁，易于被人体吸收，而植物性食品中主要是三价铁，难以被人体吸收。有数据显示，动物肉、动物肝脏中铁的吸收率约为 22%，而小麦和面粉为 5%，玉米和黑豆为3%，大米就更少了，为 1%，足以说明动物性食品中铁的吸收利用率远高于植物性食品。所以产后要补铁的话，建议摄入适量的动物性食品，例如每天吃 50 克红肉、每周吃 1~2 次动物血、动物肝脏。

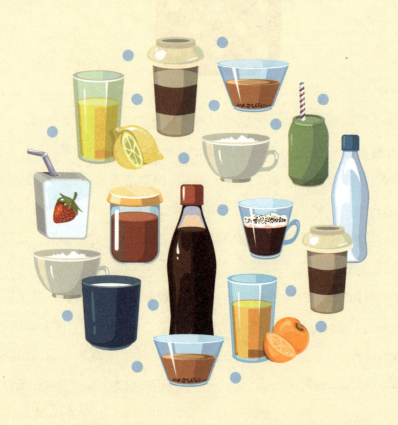